U0214695

青少年预防近视护眼手册

潘铭东 刘光辉 任秉仪 ◎主编

金威尔 ◎主审

编委（以姓氏拼音为序）：

曹明芳　　陈文祥　　金威尔　　柯小清　　林　颖

刘光辉　　潘铭东　　任秉仪　　徐朝阳　　郑永征

海峡出版发行集团 | 福建科学技术出版社

THE STRAITS PUBLISHING & DISTRIBUTING GROUP　FUJIAN SCIENCE & TECHNOLOGY PUBLISHING HOUSE

　　近 20 年来，我国中小学生的近视发病率迅速攀升，具有高发、低龄化发展的趋势。近视已经成为严重威胁儿童青少年视觉健康的社会性问题。2018 年，习近平总书记就学生近视问题做出重要指示，要求"全社会都要行动起来，共同呵护好孩子的眼睛，让他们拥有一个光明的未来"，指示有关方面要拿出有效的近视综合防治方案。教育部等八部委随即印发了《综合防控儿童青少年近视实施方案》，明确了家庭、学校、医疗卫生机构及政府有关部门防控儿童青少年近视的职责和任务。

　　作为眼科医师，我们深感在近视的预防和控制上肩负着沉甸甸的责任和义务。中小学阶段是近视防控的重要阶段，而目前绝大部分的孩子乃至父母，对眼睛及近视的相关知识都知之甚少，日常生活中用眼方法不正确而不自知。因此很有必要编写一本科普读物，来帮助同学们正确认识自己的眼睛、掌握近视防控的相关知识。

　　本书以图文结合的形式介绍了眼睛的相关知识及近视的概念、原因和危害，并重点阐述了近视的预防等知识，在保持医学特色的基础上尽可能采用最为通俗的语言进行编写。期待本书能提升同学们对眼睛和科学用眼的认识，掌握预防和控制近视的方法。

　　此外，本书由于篇幅及受众的原因，解释的近视机制较为简略或有所偏颇，还请各位专家批评指正，以期后续改进。

目录
CONTENTS

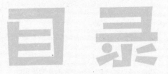

第一单元

眼睛的秘密

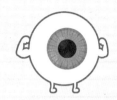

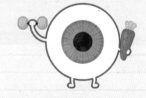

第二单元

近视的由来

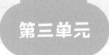
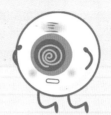

第三单元

科学用眼，预防近视

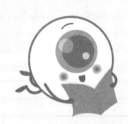

第四单元

及时矫正，控制近视

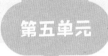

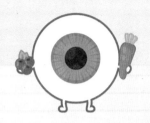

大家一起来做操

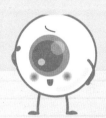

视力档案

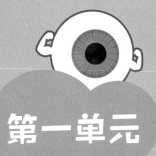

第一单元

眼睛的秘密

同学们，我们每个人都有一双美丽的眼睛，但是你们知道眼睛的结构是怎样的吗？眼睛是如何看见东西的？眼睛都有什么作用？今天，我们就来好好认识一下我们的眼睛吧！

一 眼睛的结构是什么样的

人类眼球的形状类似于圆球，从正面看，眼球正中深颜色的部分是角膜，俗称"黑眼珠"；白色的部分是巩膜，俗称"白眼珠"。"黑眼珠"中呈棕色或蓝色的一圈叫做虹膜，虹膜中间黑色的圆孔就是瞳孔。

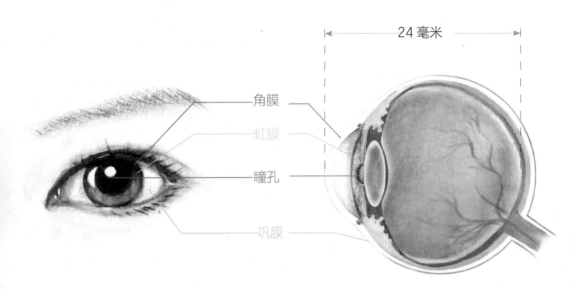

24 毫米

角膜
虹膜
瞳孔
巩膜

·眼球结构：正面·　　　　　·眼球结构：侧面·

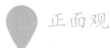

我们平时看到的眼睛是这样的——

上眼睑

上眼睑也就是我们平时说的上眼皮，它们就像眼睛的盾牌，一旦出现紧急情况，就会立即合上，保护眼球。

巩膜

巩膜就是我们平时所说的"白眼珠"，结构坚韧，有支持和保护眼内组织的作用。眼睛要想看清东西，就得时刻保持稳定的状态。

下眼睑

下眼睑就是我们平时所说的下眼皮，它和上眼睑一样，是保护眼球的重要屏障。

眼睫毛

眼睫毛就是我们眼睛的保护伞，不但可以减弱射入眼睛的光线，当有小虫子飞过来时，睫毛还会和上下眼睑配合，通过闭合挡住它们。

虹膜

虹膜能控制瞳孔的大小，好让进入眼睛的光线量正好合适。像指纹一样，每个人的虹膜纹理都是独一无二的。

瞳孔

瞳孔是虹膜中心的圆形开孔。人们总说"眼睛是心灵的窗户"，而瞳孔就是眼睛的窗户，光线就是从瞳孔进入眼睛的。

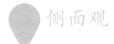 侧面观

从侧面看是眼睛是这样的——

睫状肌

　　帮助晶
状体调节厚
度，完成调
焦的任务。

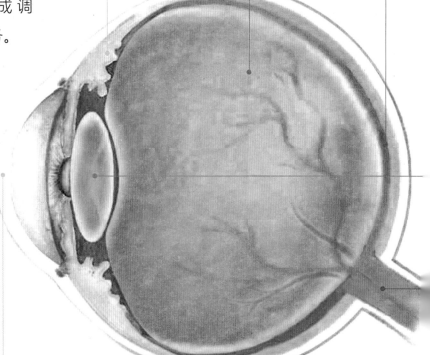

角　膜

　　在眼球的最外面，有着十分敏感的神经末
梢，如果有外物将要接触角膜，眼睑便会立刻
合上以保护眼睛。

玻璃体

玻璃体为透明无色的胶状体，像鸡蛋清一样，充填于晶状体和视网膜之间，支撑我们眼球的形状。

视网膜

眼睛底部一层透明的薄膜，有着丰富的血管和神经细胞，负责感光成像。

晶状体

像一个放大镜（双凸镜），中间厚、周边薄，透明又有弹性。在睫状肌的帮助下晶状体能改变厚度，调整光线射入眼睛的角度，再把光线聚集到视网膜上成像。

视神经

汇总视网膜上的信息传输给大脑，产生视觉。

二 眼睛有什么作用

眼睛是心灵的窗户，在我们的生活中除了睡觉，时时刻刻都要用到眼睛。同学们，大家都来想一想，眼睛都有哪些作用呢？

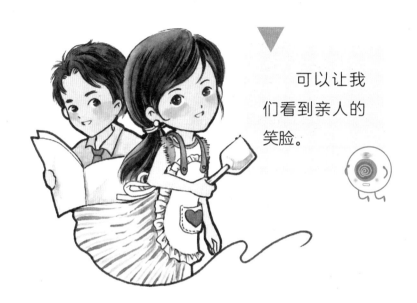

可以让我们看到亲人的笑脸。

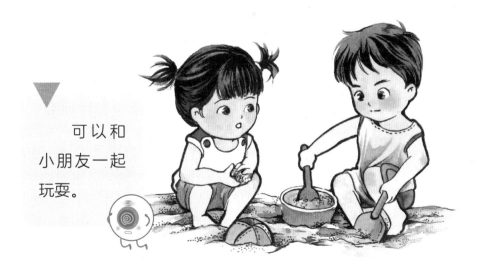

可以和小朋友一起玩耍。

可以让我们看见美丽的风景。

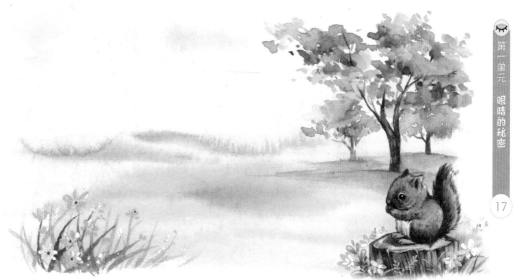

可以让我们看见周围的一切。

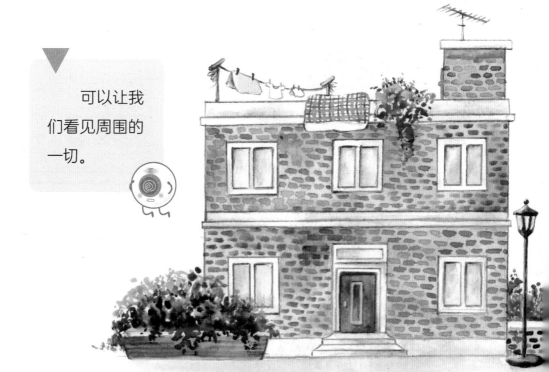

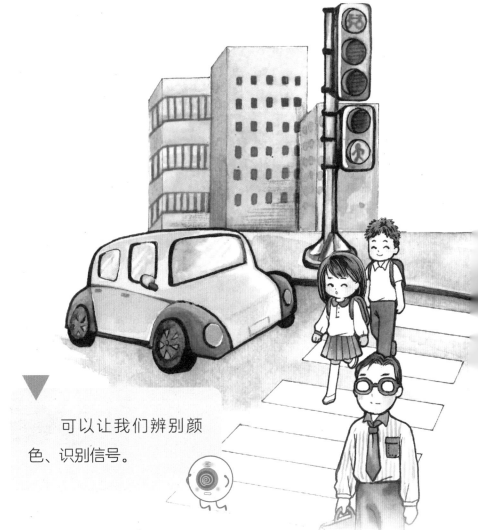

可以让我们辨别颜色、识别信号。

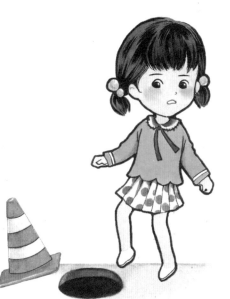

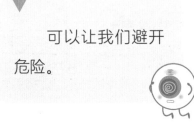

可以让我们避开危险。

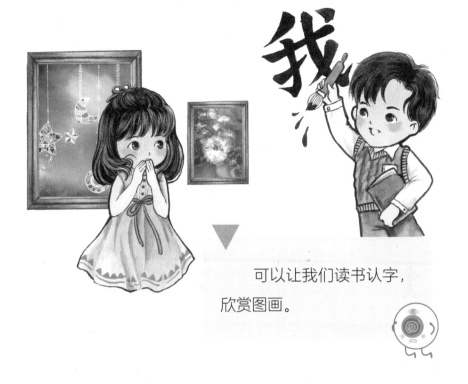

可以让我们读书认字，欣赏图画。

眼睛还可以让我们从事各种工作，如建筑测量、医学检验、瞄准射击等，这些活动都离不开眼睛的帮助。

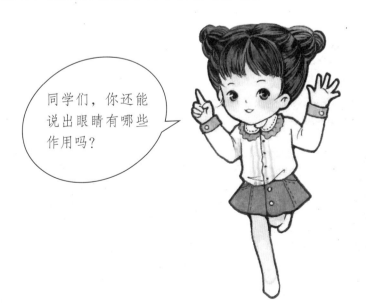

同学们，你还能说出眼睛有哪些作用吗？

三 眼睛是如何看见物体的

远处天空的飞鸟，家里可爱的猫咪，我们的眼睛是怎样看清这一切的呢？

眼睛看见物体离不开光线的作用。有的物体自身能发光，如灯光和电视机的屏幕；有的物体能反射光，如花草人物等。这些光通过瞳孔，进入眼内就能被我们感知到，它们构成了我们看到的世界。

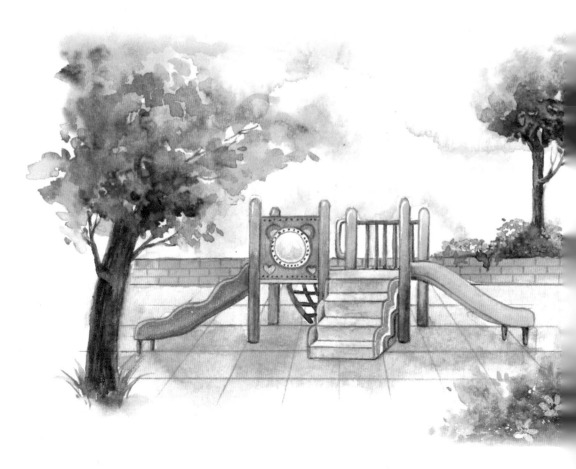

成像

以下图为例，小白猫反射的光，穿过透明的角膜，经由房水、晶状体、玻璃体的折射改变方向，在黑乎乎的眼球内部聚焦到视网膜上的特定区域，构成清晰、倒立的小白猫的影像，这就是成像的过程。视神经再把视网膜上小白猫的影像传送到大脑，就产生了视觉，我们就看见了小白猫。

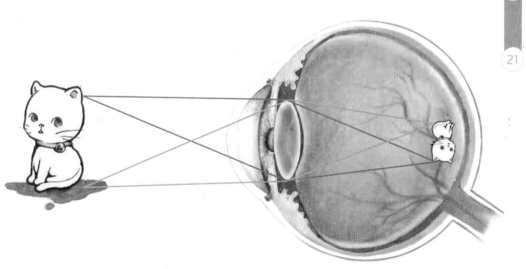

视网膜中有一种细胞可以接受光的信号，产生视觉信息，我们称之为感光细胞。感光细胞可以分为两种，一种叫做视杆细胞，一种叫做视锥细胞。

视锥细胞

视锥细胞在白天或光线充足时发挥作用，它能够感知小白猫的颜色，并提供精细视觉，所以它能帮我们看清楚小白猫身上漂亮的毛。

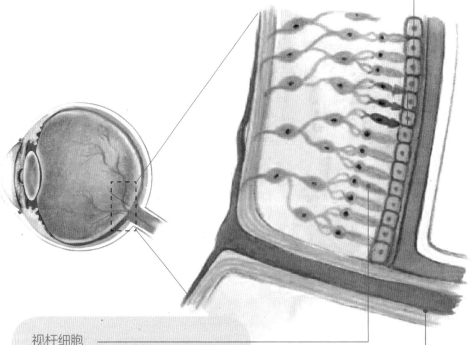

视杆细胞

视杆细胞在夜晚或暗的环境中发挥作用，它没有精确的空间辨别能力，也没有颜色辨别能力，所以它只能帮助我们"看"清小猫的轮廓，没有办法分辨颜色。

视神经

视神经把视网膜关于形状、颜色等信息转换为神经信号，传递到大脑，我们就能够看到了。

（四）眼睛是怎样分辨颜色的

在人的视网膜中，视锥细胞有 600 万 ~800 万个之多。视锥细胞中有感受 3 种颜色的感光色素，对应红、绿、蓝 3 种原色。它们一起协作，就能"看"到自然界大部分的颜色，并把颜色信号传入大脑，让我们感知到颜色。

有些人的眼睛不能正确地分辨颜色，我们称这种眼病为色弱或色盲。患有色弱或色盲的人看到的彩虹颜色和正常人不一样。

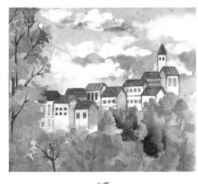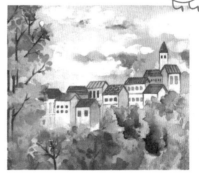

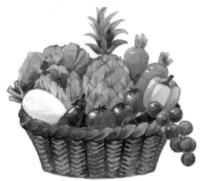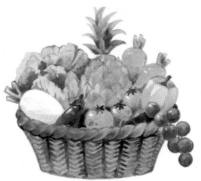

·正常眼睛·　　　　　·色盲眼睛·

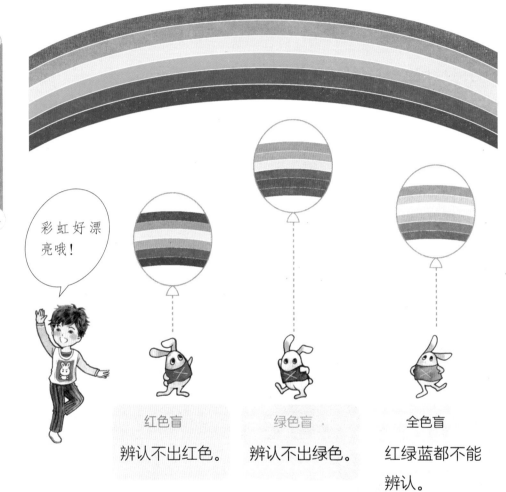

彩虹好漂亮哦！

红色盲

辨认不出红色。

绿色盲

辨认不出绿色。

全色盲

红绿蓝都不能辨认。

眼睛是怎样看清大小不同事物的

我们一抬头可以把一座高楼都"装"进眼睛里；我们登上高山时，能把山脚下巨大的城市一览无余；我们远眺时能看见大海碧波上的白帆……

眼睛是怎样把这些影像"装"进去的呢？

奥秘就在于人眼睛的屈光系统。

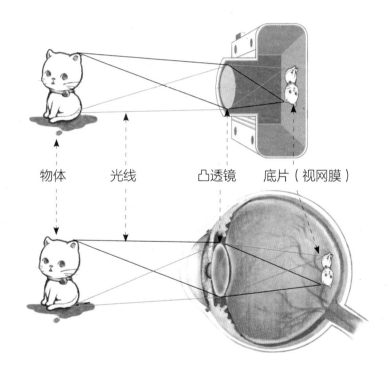

物体　　　光线　　　凸透镜　底片（视网膜）

假如把人眼比作照相机。我们的角膜、晶状体像是照相机的镜头，视网膜上的影像好比照相机屏幕上显示图像的倒影。拍照时摄影师通过调整焦距可以拍下范围不同的场景，人眼通过屈光系统也同样可以在眼底"装下"眼前的世界。

〔六〕 眼睛是怎样看清远近物体的

　　简单地说，眼睛通过睫状肌调整晶状体的"厚度"，从而能看清远近不同的物体。看远处时，睫状肌松弛，晶状体变薄，使远处物体发出的光线准确聚焦在视网膜上，我们便能看清远处的东西。看近处时，睫状肌收缩，晶状体变厚，使近处的物体准确聚焦在视网膜上，我们就能看清近处书报上的文字。

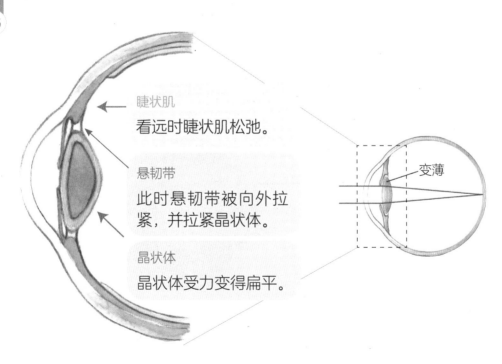

睫状肌

看远时睫状肌松弛。

悬韧带

此时悬韧带被向外拉紧，并拉紧晶状体。

晶状体

晶状体受力变得扁平。

变薄

·看远的物体时·

看远的物体时，睫状肌放松（圆环变大），悬韧带被向外拉紧，有弹性的晶状体四周受到拉力之后就会变扁平。

看近的时候，睫状肌收紧（圆环变小），悬韧带就会放松，而晶状体因为自身的弹性而恢复到中心比较"厚"的状态。

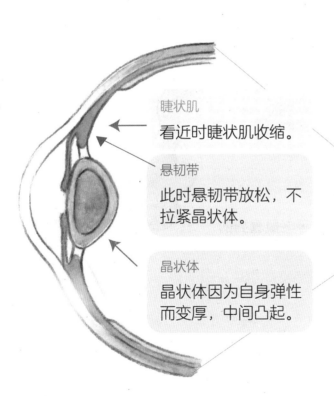

睫状肌
看近时睫状肌收缩。

悬韧带
此时悬韧带放松，不拉紧晶状体。

变厚

晶状体
晶状体因为自身弹性而变厚，中间凸起。

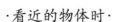

·看近的物体时·

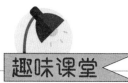

人和动物的眼睛有什么区别

绝大多数的动物都有眼睛，结构和功能与人的眼睛也大致相同，但还是会有些差别，看到的画面也不太一样。

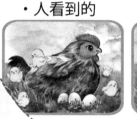

· 人看到的　· 蛇看到的

我有两对眼睛，一对是你们能看到的蛇眼，善于分辨颜色；还有一对特殊的"眼睛"，可以感知热能，像红外线探测器一样"看到"生物。

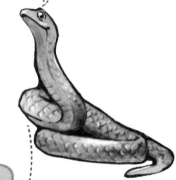

· 人看到的　· 老鼠看到的

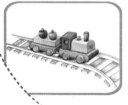
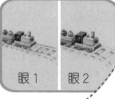

眼1　眼2

我的每只眼睛可以单独转动，看到不同的画面；看不见红色；看到的动作比你们人看到的慢半拍。

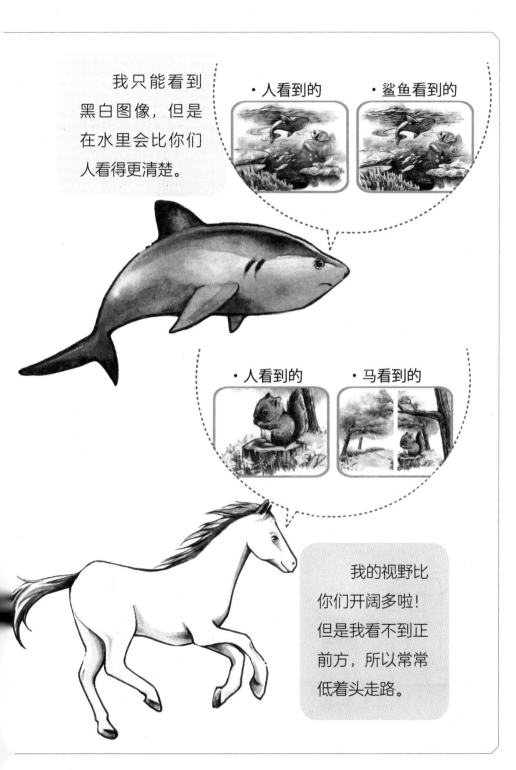

我只能看到黑白图像，但是在水里会比你们人看得更清楚。

· 人看到的　　· 鲨鱼看到的

· 人看到的　　· 马看到的

我的视野比你们开阔多啦！但是我看不到正前方，所以常常低着头走路。

手掌中出现了一个洞

　　用图画纸卷起一个筒，另一只手竖起手掌贴在纸筒的前端，同时睁开双眼看远处。手掌上像是有个洞，能让你看见纸筒中的影像。

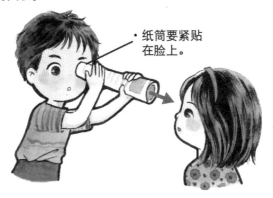

・纸筒要紧贴在脸上。

　　为什么看起来手掌中像是多了个洞呢?

　　在上面的游戏中，一只眼睛看着纸筒外的小朋友，另一只眼睛看着手掌时，大脑会将双眼看到的不同影像进行融合，使它成为一个影像呈现出来。所以，看起来就像是手掌中间多了一个洞。

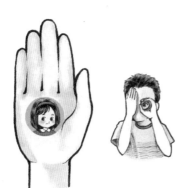
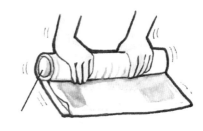

纸筒的直径在 4 厘米左右。

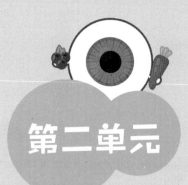

第二单元

近视的由来

一 什么是近视

　　近视，顾名思义就是只能看得清近处的物体。它是指眼睛在放松的状态下，外面的平行光线进入眼内后聚焦在视网膜前的情况。正常的眼睛中，平行光则会刚好聚焦在视网膜上。

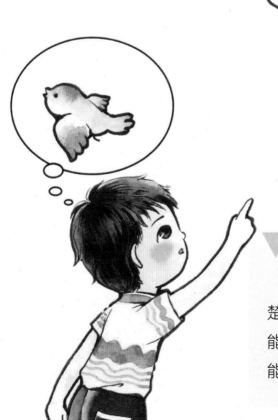

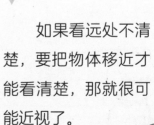

　　如果看远处不清楚，要把物体移近才能看清楚，那就很可能近视了。

在我们正常的眼睛中，外界的平行光线进入眼球后聚集的焦点会落在视网膜上，呈现出清晰的画面。而近视的眼睛，焦点则落在视网膜前，呈现出模糊的画面；当移近物体时，焦点随之往后移动，最终聚焦在视网膜上时，人才能产生清晰的视觉。所以近视看不清的同学，只要往前坐几排就能看清了。

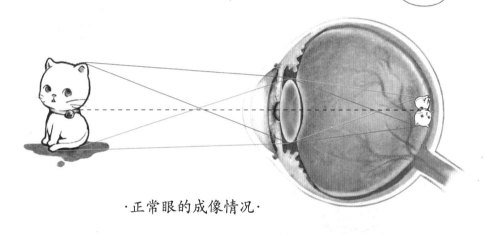

·正常眼的成像情况·

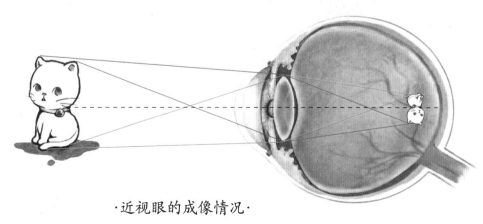

·近视眼的成像情况·

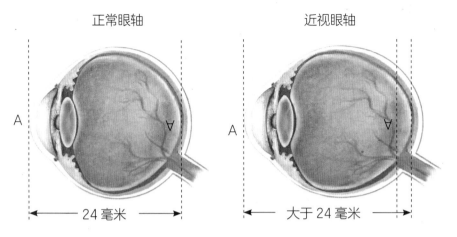

正常眼轴　　　　　　　近视眼轴

A　　　　　Ａ　　　　　　A　　　　Ａ

←————— 24 毫米 —————→　　←—————— 大于 24 毫米 ——————→

· 正常眼轴与近视眼轴对比示意图 ·

　　近视分为屈光性近视和轴性近视。多数青少年近视是由于眼轴超出正常范围引起的，属于轴性近视。我们正常眼睛的眼轴约为 24 毫米，当近视时，眼轴会增长，大于 24 毫米，看远处物体时，视网膜实际上位于成像位置的更后方，远处的物体就无法在视网膜上形成清晰的像。

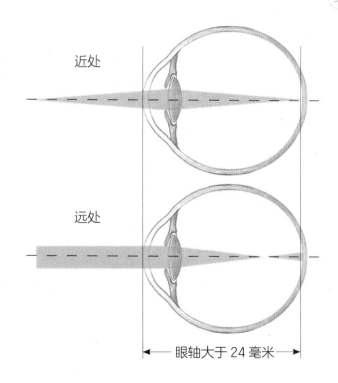

近处

远处

←——————— 眼轴大于 24 毫米 ———————→

· 轴性近视物体在视网膜前成像 ·

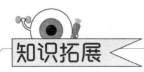

屈光不正包括哪些情况

屈光不正是指眼睛在放松时，外界平行光线通过眼睛的屈光系统后不能准确聚焦到视网膜上，导致我们看不清楚远处物体的现象。它包括近视、远视、散光等几种情况。当远处物体的影像聚焦在视网膜前，称为近视；当聚焦在视网膜后，称为远视；如果影像不能聚焦在同一个位置上，称为散光。

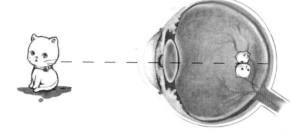

·近视：影像聚焦在视网膜前·

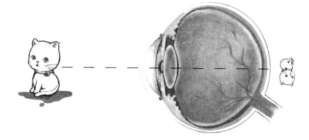

·远视：影像聚焦在视网膜后·

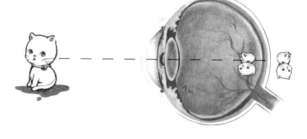

·散光：影像不能聚焦在同一个位置·

二 假性近视与真性近视

 假性近视

　　有一种近视是可逆的，我们称之为"假性近视"，这种近视是由于眼部睫状肌的调节功能出现了故障造成的。眼睛看近处时，睫状肌收缩；看远处时，睫状肌松弛。如果我们长时间聚精会神地盯着近处，睫状肌就会持续收缩，处于痉挛状态，得不到充分的调节，看远处时也松弛不了，造成看远处模糊。

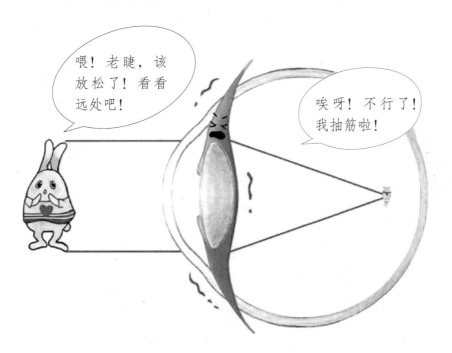

假性近视通过充分休息、改正错误的用眼方式，基本能恢复正常。这是因为睫状肌的疲劳解除后，痉挛就会消除，从而视力也会恢复正常。但是如果不注意休息，长期让睫状肌处于痉挛状态，导致睫状肌的调节能力下降，眼轴变长，最终假性近视也会发展为真正的近视，也就是"真性近视"了。

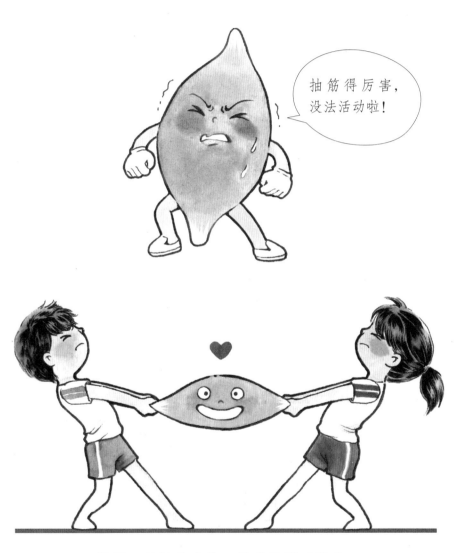

· 按摩、放松让睫状肌的疲劳得以消除 ·

真性近视

因为眼轴变长或角膜晶状体屈光力过大等原因导致的"近视"，放松睫状肌也无法改善视力，这种情况的近视被称为"真性近视"。

对于青少年来说，真性近视中大部分是因为眼轴变长引起的，也就是"轴性近视"。这里以轴性近视为例进行说明。

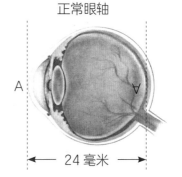

正常眼轴

A

24 毫米

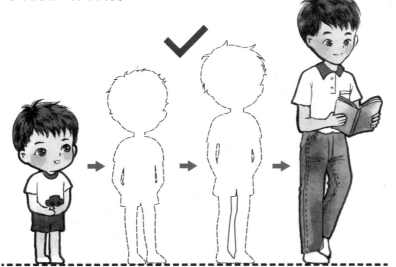

如图所示，眼轴是从角膜到视网膜的距离。刚出生时，人的眼轴比较短，随着年龄增大，眼球长度也会逐渐变长，成年人眼轴长度一般在 23~24 毫米。

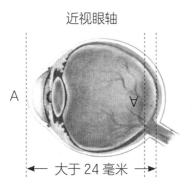

近视眼轴

A

大于 24 毫米

如果眼轴达到 24 毫米后继续生长，达到 26、28 甚至 30 毫米，就形成了轴性近视，轴性近视不可逆转属于真性近视。

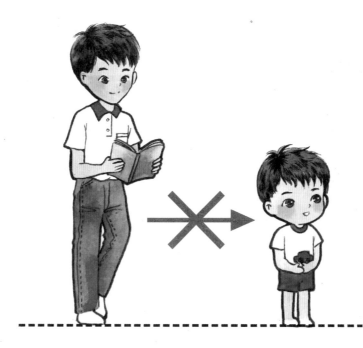

就像人长个子一样，眼轴变长后，无法再变回去了。

三 怎么知道自己有没有近视

　　同学们，我们如何判断自己有没有近视呢？如果在学习生活中有出现以下这些行为表现，就要注意有近视的可能了。

 上课看不清黑板

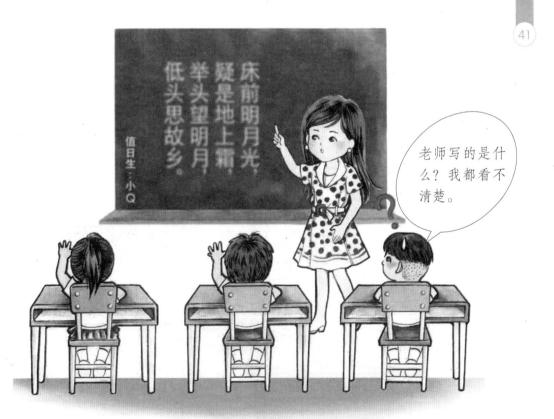

看电视要凑得很近才能看清楚

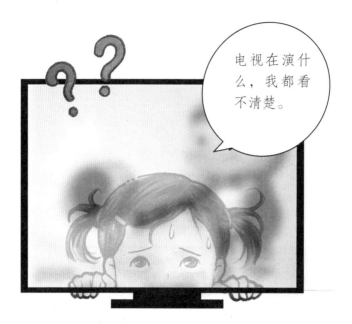

电视在演什么，我都看不清楚。

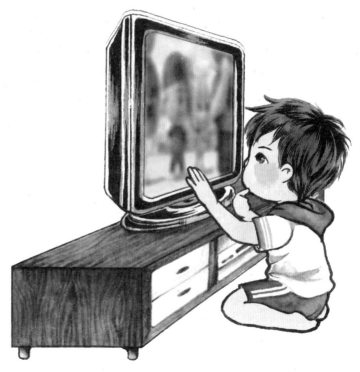

看书时要把书挨得很近才看得清楚

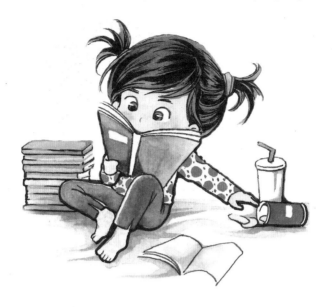

 写字时要趴得很近才能看清楚

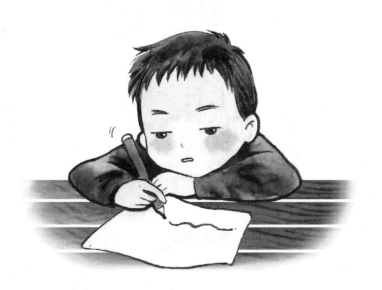

看远处时要眯着眼才能看清楚

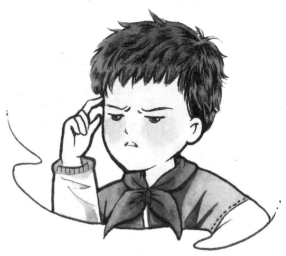

 经常揉眼睛，抱怨眼疲劳或是头痛

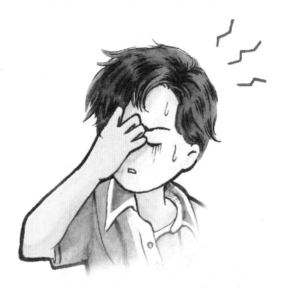

　　当然，最好的方法还是去医院检查，眼科医生检查后就可以十分准确地判断出到底有没有近视或是由于其他眼科疾病导致看不清远处。

四 做哪些检查能发现近视

 与近视相关的常规检查

　　一般检查包括视力检查、裂隙灯检查、眼底检查和散瞳验光检查。此外角膜曲率检查和眼轴长度检查也十分重要。同学们每学期至少要进行 2 次视力检查。

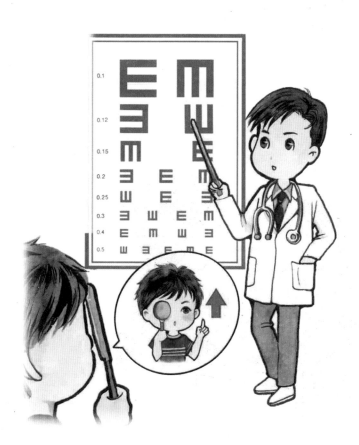

◎视力检查

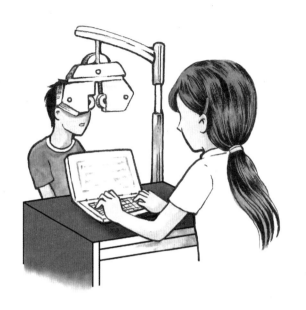

◎验光检查

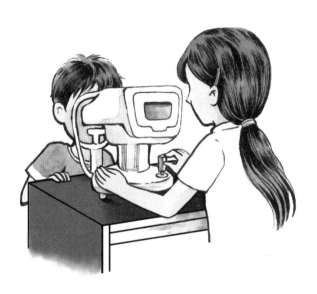

◎眼轴和角膜曲率检查

定期视力监测、验光检查可以了解同学们视力的变化情况，在早期就发现近视。眼轴和角膜曲率检查是监测近视发生、发展的指标。

为什么要散瞳检查视力

　　散瞳是医生验光检查时用药物让睫状肌放松的方法，验光检查时往往要滴眼药水散瞳。只有通过散瞳检查才能准确判断是否为真性近视及近视的程度。

　　通过散瞳检查，如果是假性近视，近视度数会消失，呈现为正视或者轻度远视。

　　如果是真性近视，往往度数降低很少或不会降低。

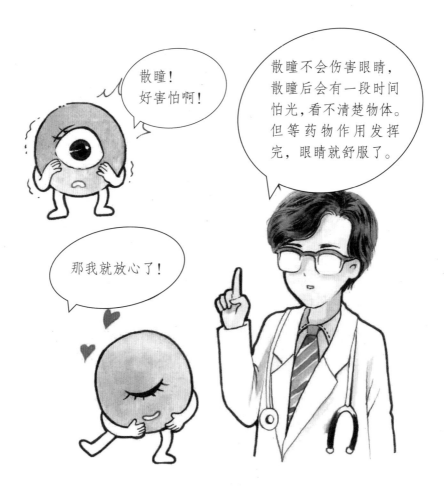

五 容易诱发近视的原因

同学们，为什么我们好好的眼睛会近视呢？接下来我们就来探讨下容易诱发近视的原因。

1. 户外活动太少

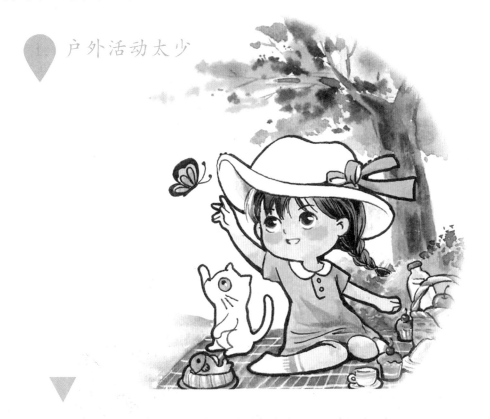

　　户外活动过少目前已经被认为是导致近视高发的重要原因之一。户外的自然光能够刺激眼睛更好地发育，而且在户外活动时，眼睛在看远处和近处中来回运动，眼球的调节作用会更好。

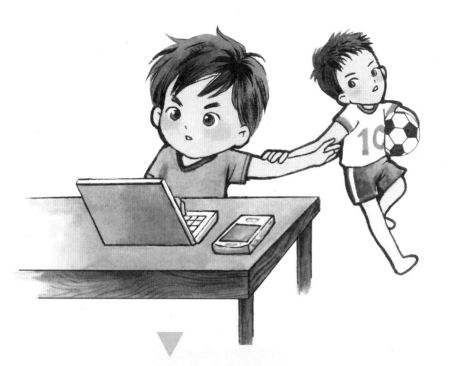

如果在室内待的时间太长，没有自然光的刺激，眼睛的发育就会受影响，视力也会下降。

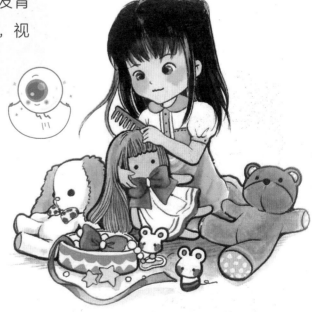

2 近距离用眼时间太长

随着学业负担的加重，同学们近距离用眼的时间越来越长，常常让眼睛的睫状肌处于紧张状态而得不到休息。久而久之，眼睛睫状肌的调节功能下降，即使看远处时，眼睛睫状肌也无法放松下来，导致近视发生。

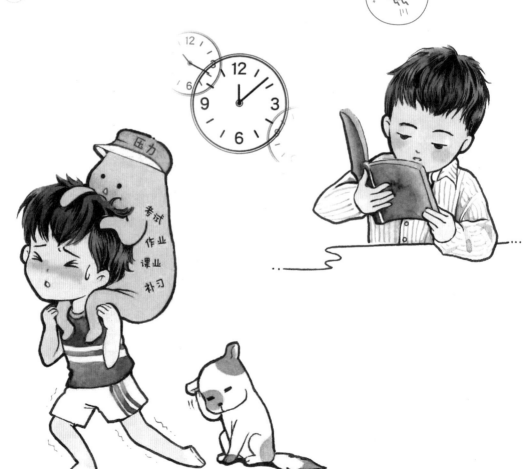

3. 使用电子产品多

现在越来越多的同学沉迷于智能手机、平板电脑等电子产品，而且一玩就是很长时间，眼睛几乎盯着屏幕不动。这样会让眼睛长期处于疲劳状态，很容易导致近视。再加上电子产品的屏幕有一定的辐射，会损伤眼睛的视网膜，所以近些年来电子产品已经成为导致近视的重要因素。

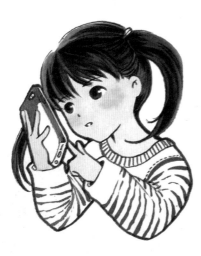

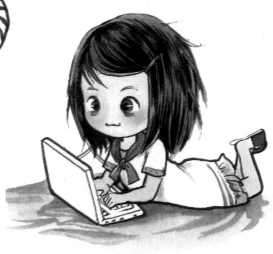

用眼习惯不好

很多同学用眼习惯不好，比如喜欢趴着写字、躺着看书，使书本与眼睛的距离太近，眼睛的睫状肌长期处于紧张状态，很容易引起近视。还有的同学喜欢走路或乘车的时候看书，这样会使书本与眼的距离不断改变，眼睛需要不断地调节，也很容易引起近视。

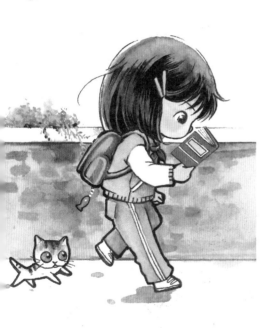

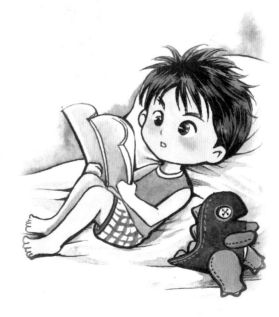

照明光线过强或过弱

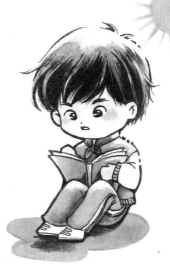

　　学习时照明的光线很重要。如果光线太强，如阳光照射书面等，会引起强烈的反射，刺激眼睛，使眼睛不适，难以看清字体。相反，光线太弱，书面照明不足，眼睛不能清晰地看清字体，头部就会向前，凑近书本。

　　以上两种情况均会使眼睛容易疲劳，眼睛长时间的疲劳就容易形成近视。

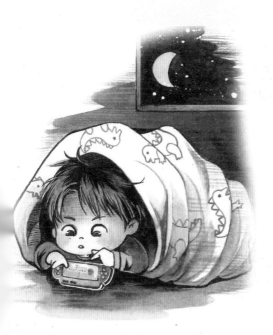

6. 挑食、偏食，不爱吃青菜

饮食不均衡也是导致近视的一个重要原因。眼睛在生长发育期间如果缺乏某些重要的营养物质，如锌、蛋白质、维生素等，会使眼睛的组织变得脆弱，眼睛前后轴变长，屈光焦点前移而发生近视。

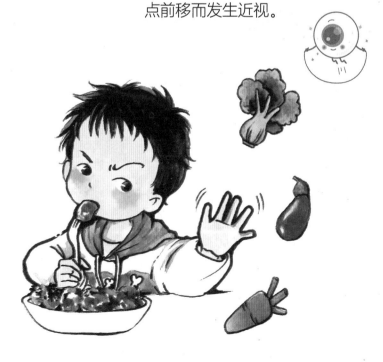

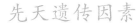

7 先天遗传因素

近视相关的基因会由父母遗传给子女。父母中一方有近视的小朋友比父母都没有近视的小朋友患近视的风险高，而父母双方均有近视的小朋友患近视的风险还要更高。因此，爸爸或妈妈有近视的同学，要更加注意养成良好的用眼习惯，并及早建立视力档案。

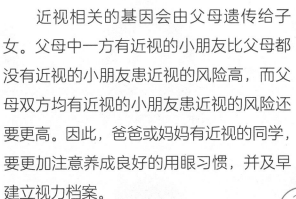

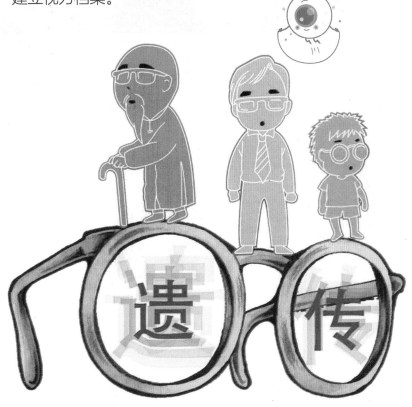

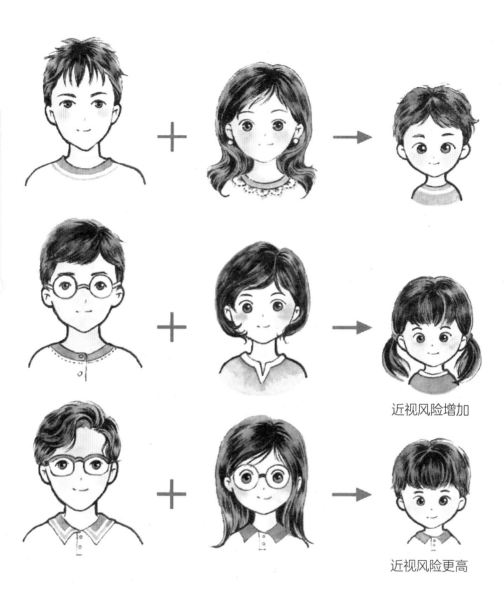

近视风险增加

近视风险更高

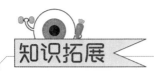

什么是高度近视

近视度数大于600度，我们称为高度近视。大多数的高度近视是单纯性的，但有一种高度近视会随着年龄增长而不断加重，甚至发展至一两千度以上，并伴有眼轴明显增长和视网膜病变等眼底的改变，这种高度近视被称为病理性高度近视。它对眼睛的危害极大，甚至可以导致失明。

根据现有的研究认识，病理性高度近视和遗传关系十分密切。因此爸爸妈妈有高度近视的同学一定要定期到正规医院检查眼睛。

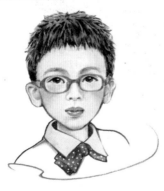

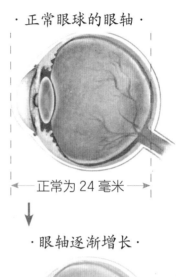

·正常眼球的眼轴·

← 正常为24毫米 →

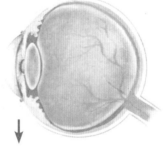

·眼轴逐渐增长·

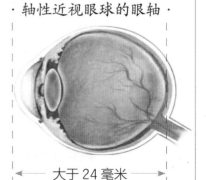

·轴性近视眼球的眼轴·

← 大于24毫米 →

▶ 高度近视要注意哪些事情

高度近视的同学要注意养成合理的生活习惯，避免进行让眼球压力骤然增大的活动，如拳击、跳水、激烈的足球对抗、过山车等。其次，高度近视的同学平时要注意自查是否有单侧视力的下降、视物变形、眼前出现阴影等，还要定期到医院的眼科进行眼压和眼底检查。

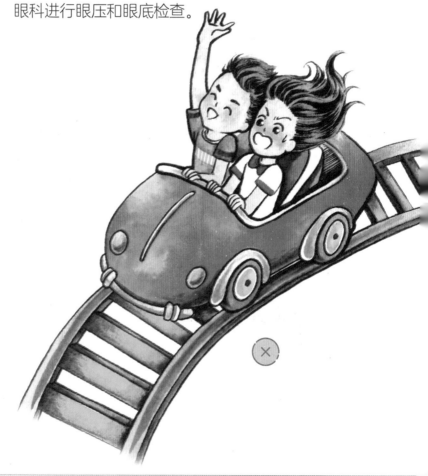

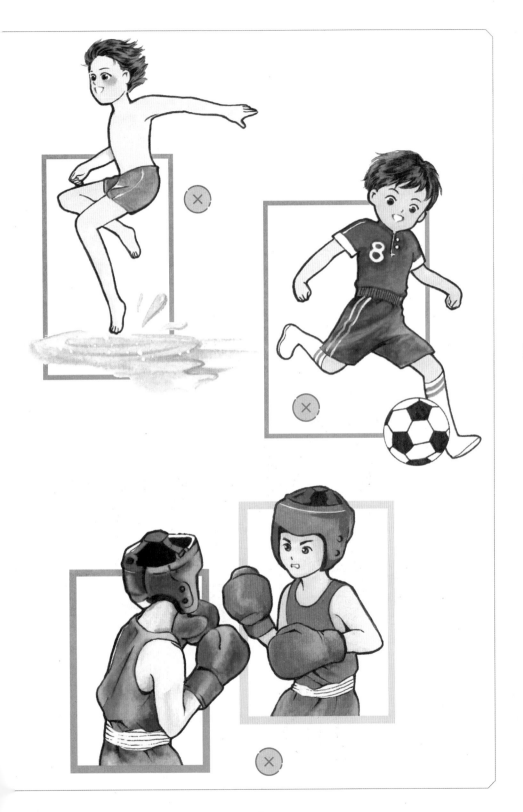

六 近视有什么危害

同学们，近视会给我们的学习和生活带来很多的影响和不便，一定要引起重视！

 影响我们的生活

◎ 不戴眼镜时生活上会有很多不便

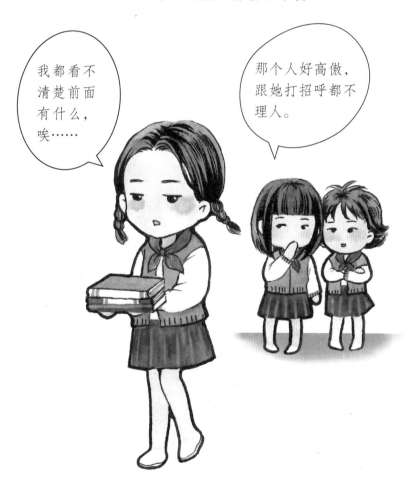

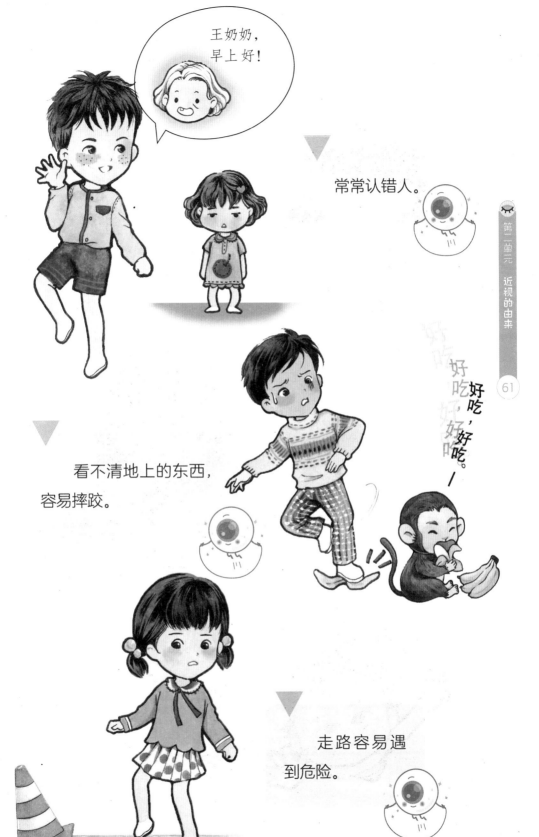

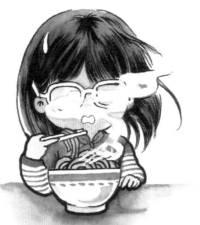

吃有热气的食物
时，眼镜常常会起雾
影响视线。

常常忘记眼
镜放在哪里。

摸

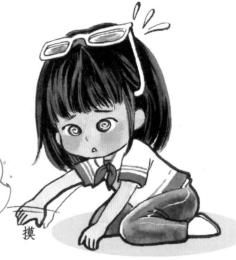

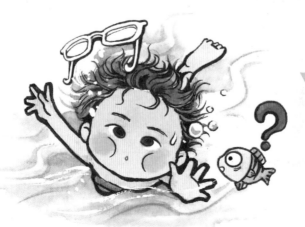

运动时眼镜
会滑下来。

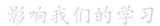 影响我们的学习

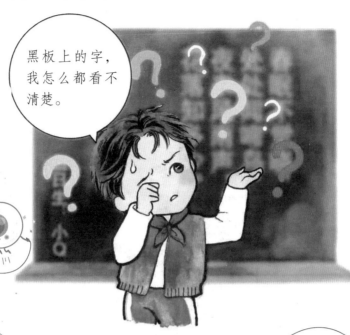

黑板上的字，我怎么都看不清楚。

看不清黑板上的内容，学习成绩下降。

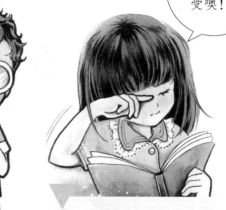

眼睛看一会就好难受噢！

可能会影响参加校内的体育特长队，自信心受打击。

眼睛易疲劳，注意力下降。

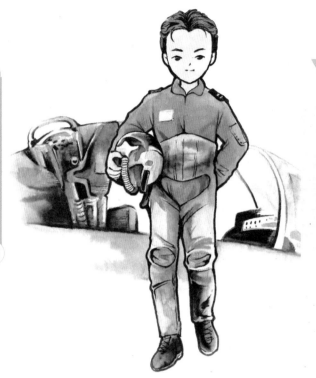

有许多职业对视力要求很高，比如航空、航海、消防等工作，首要条件就是要视力好，所以要想当飞行员、船长的同学一定要保护好视力噢！

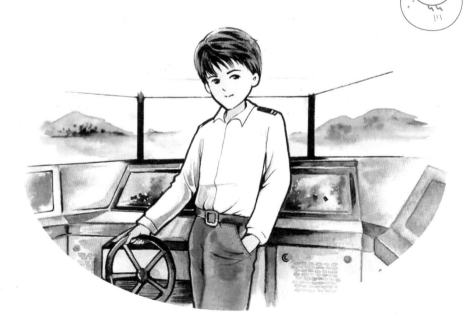

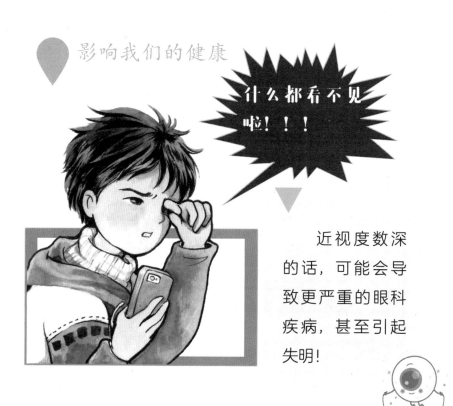

影响我们的健康

什么都看不见啦！！！

近视度数深的话，可能会导致更严重的眼科疾病，甚至引起失明！

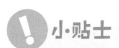 小·贴士

近视程度对生活的影响

100~300 度：轻度近视，已经对生活造成困扰。

300~600 度：中度近视，已经离不开眼镜的帮助。

600~900 度：高度近视，5 米以外人和动物分不清楚。

900 度以上：超高度近视，眼球明显变形，彻底告别剧烈运动。

2000 度以上：低视力人群，近乎失明。

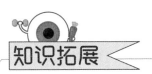
跟着我们一起长大的视力

眼睛会随着我们身体的发育而不断变化，随着这种变化，我们的视力也是在不断发育的，那么你知道我们的视力是如何发育成长的吗？

在妈妈肚子里就可以感觉到光线的强弱。

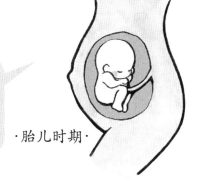

·胎儿时期·

只能看见眼前几十厘米以内物体的大致轮廓。

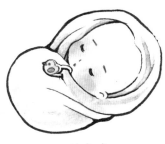

·刚出生·

慢慢地可以看到更多东西，视野也变宽了，逐渐能分辨颜色。

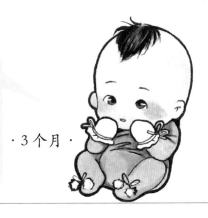

·3个月·

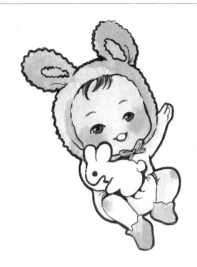

两只眼睛配合得越来越默契，开始可以很好地引导手脚的动作。

·6个月以后·

视力慢慢发育，基本可以达到 0.4~0.8。

·3~5 岁·

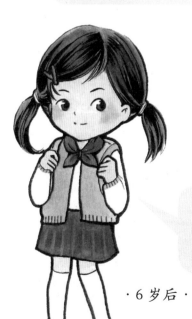

视力发育基本完成了，可以达到 1.0。

·6岁后·

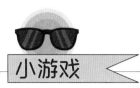

比眼力

比比眼力，你能找出下面二图 15 处不同的地方吗？

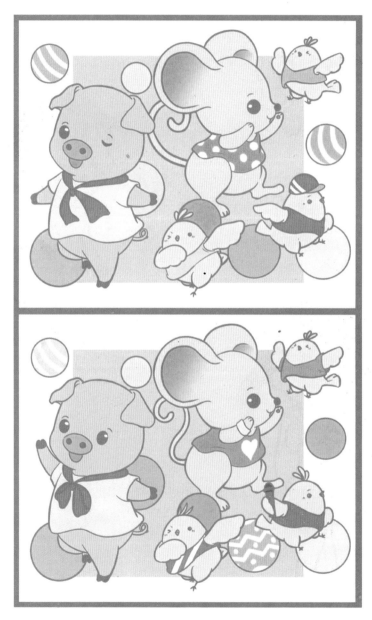

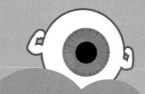

第三单元

科学用眼，预防近视

同学们，我们已经知道了近视会给我们的学习和生活带来很多的不便，那么平时我们应该怎样保护眼睛、预防近视呢？下面我们就来讲讲预防近视的方法吧！

一 增加户外活动和锻炼

科学家们研究发现，每天户外活动两小时以上能有效预防近视。户外活动预防近视的原因，专家们认为可能与阳光促进多巴胺的释放有关，所以强调白天要多进行户外活动。而且在户外活动中，我们的眼睛会多看远处的物体，能更好地放松眼睛的睫状肌。

所以，同学们从小就要养成多户外活动的习惯。

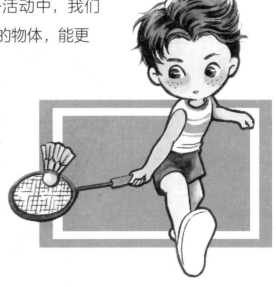

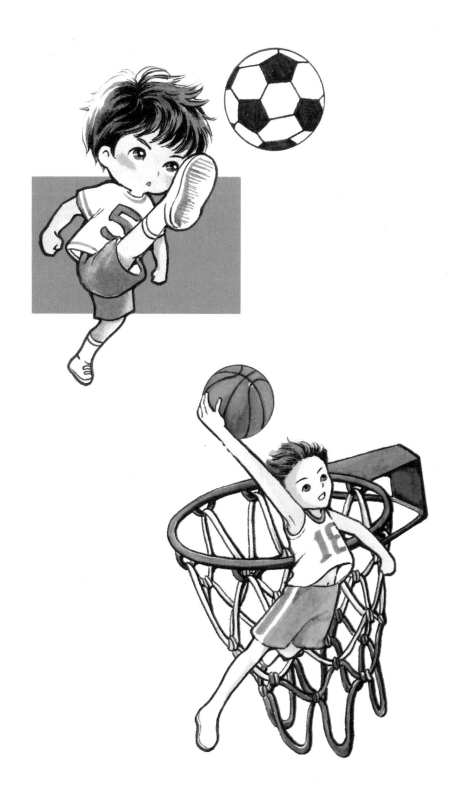

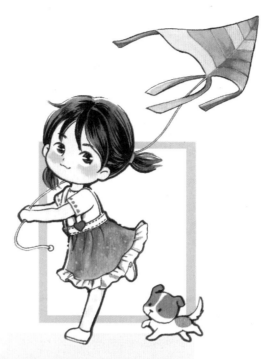

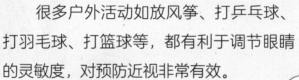

　　很多户外活动如放风筝、打乒乓球、打羽毛球、打篮球等，都有利于调节眼睛的灵敏度，对预防近视非常有效。

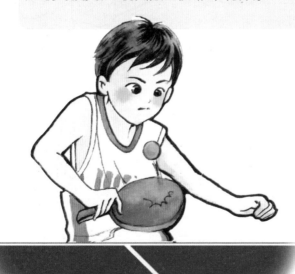

二 培养良好的用眼习惯

前面我们说过近视是由很多不良的用眼习惯造成的，所以想要预防近视，就必须培养良好的用眼习惯。

走路时不要看书

很多同学喜欢边走路边看书，这种习惯非常不利于视力的保护。因为走路时手在不停地晃动，书本与眼睛的距离在不断改变，要想看清书本上的字，眼睛就要不断地调节，很容易引起眼疲劳，久而久之容易形成近视了。

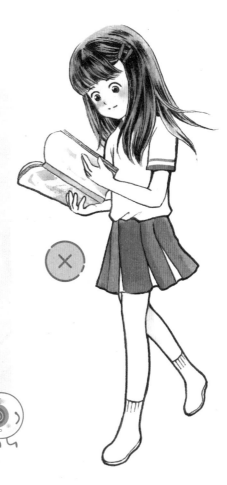

坐车时不要看书

坐车的时候看书，书也在不停地晃动，眼睛和书的距离也是在不断改变中，眼睛需要不断调节，时间久了也容易引起近视呢！

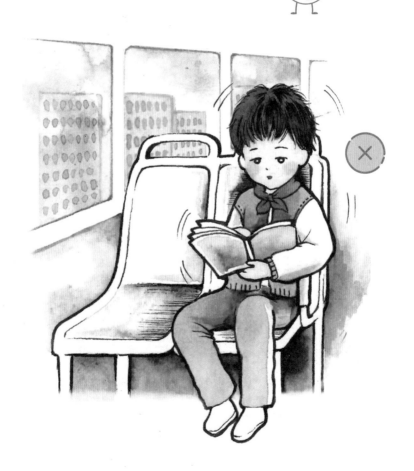

不要躺着看书

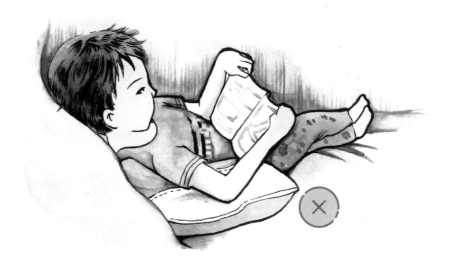

阅读时，双眼最好与页面保持相同的距离，这样左右眼才能协调。歪着头或躺着看书往往双眼距离与书本的距离不一样，双眼视线也不在一个水平线上，单侧眼睛能正确聚焦而另一侧的眼睛则无法准确聚焦，久而久之，容易使单侧眼睛的视力受到损害，从而造成近视！

不要在耀眼的强光下看书

强烈的光线不仅会刺激我们眼睛的感光细胞，还会损伤我们的视网膜，伤害非常大呢！所以一定不能在强光如太阳光直射下看书。

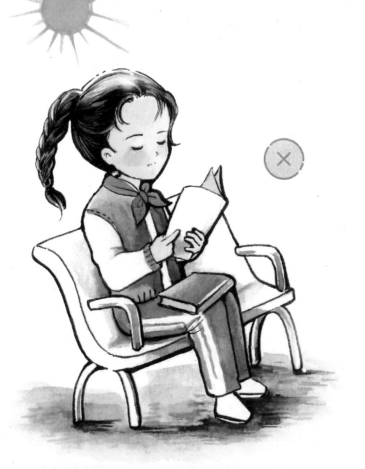

不要在光线暗的地方看书

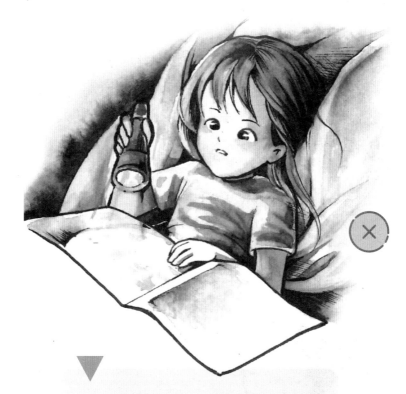

　　光线暗的地方也不适合看书，因为光线暗时，为了看清书本，只好将书本移近，不知不觉加重了眼睛的负担，从而造成眼睛疲劳，容易导致近视。

三 控制用眼时间

长时间、近距离地用眼，会让眼睛很疲劳，眼睛得不到休息，久而久之就会形成近视。所以我们每次连续用眼时间不宜超过40分钟，每次用眼30~40分钟就要休息一会儿，做做眼保健操或者眺望远方放松10分钟，这样才能保护好我们的眼睛呢！

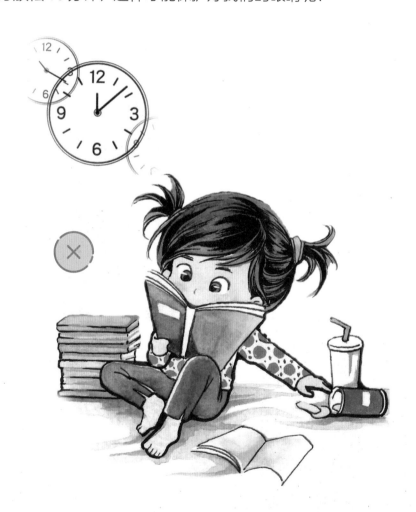

同学们，我们每次学习 30~40 分钟后最好能停下来，打开窗户看看远处的风景，让眼睛休息一会儿，这样才能更好地保护眼睛。

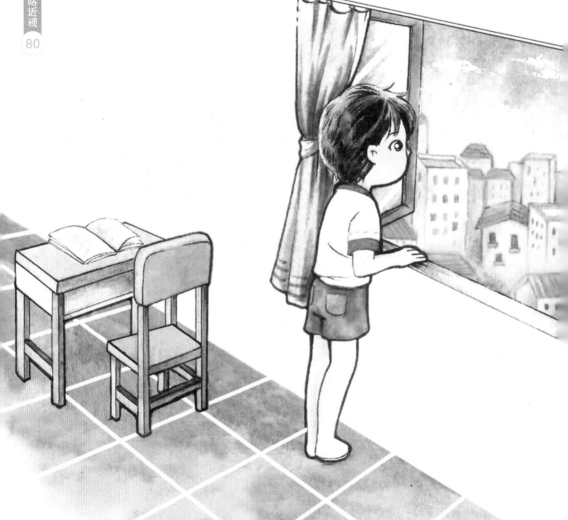

四 为我们的眼睛"减负"

同学们，是不是一到节假日爸爸妈妈就为我们报了各种补习班？现在我们可以大声地告诉爸爸妈妈，医生说了让眼睛"减负"是预防近视很重要的措施呢！

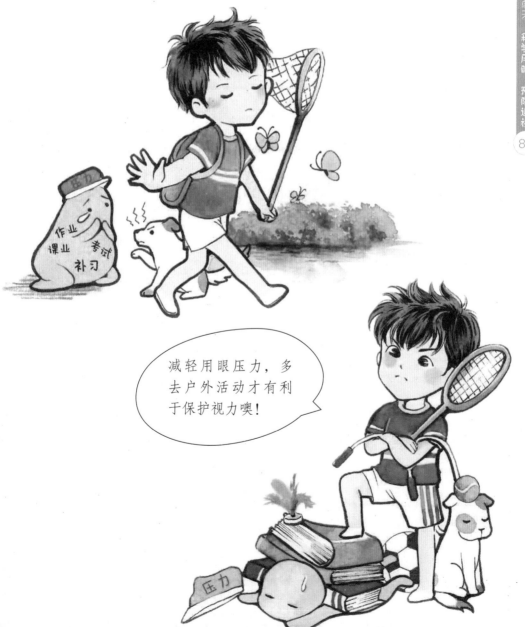

减轻用眼压力，多去户外活动才有利于保护视力噢！

五 注意阅读学习时的光线

近视的发生、发展与照明有明显关系，保持合适的照明亮度，对于提高学习效率，预防近视都有好处。过于强烈或过于昏暗的光线都会加重眼睛的负担，造成视疲劳。

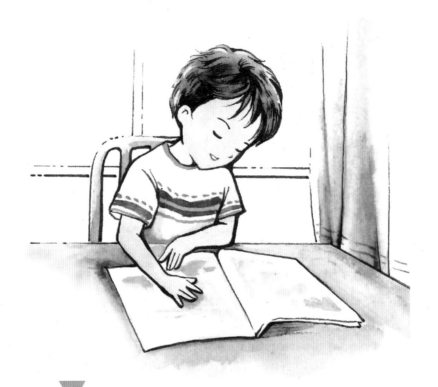

白天以自然光为主，学习的房间应该向阳明亮。夏天光照强烈时，要拉上窗帘，避免强光照在书本上，产生眩目。

晚上卧室里照明要平衡，除了顶灯外，还应该配合台灯的局部照明，而且光源不要直射眼睛。右手写字时，台灯应放置在左前方，以避免右手写字时挡住光。

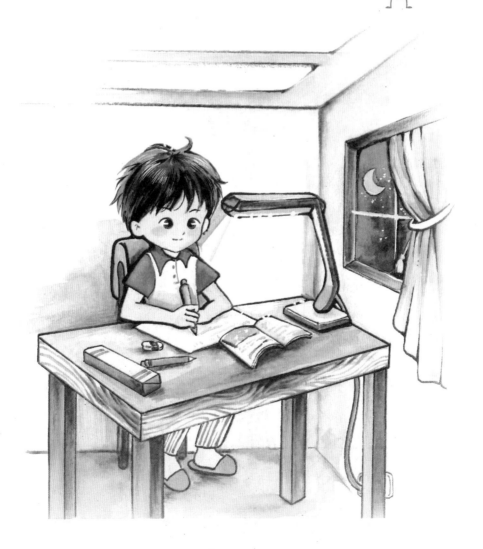

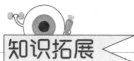

日常用眼需要讲究科学的方法

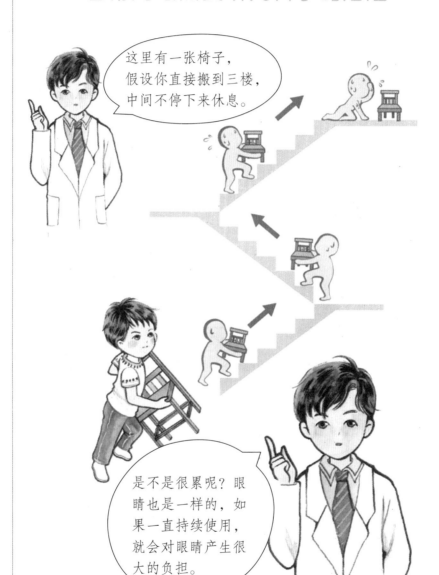

这里有一张椅子，假设你直接搬到三楼，中间不停下来休息。

是不是很累呢？眼睛也是一样的，如果一直持续使用，就会对眼睛产生很大的负担。

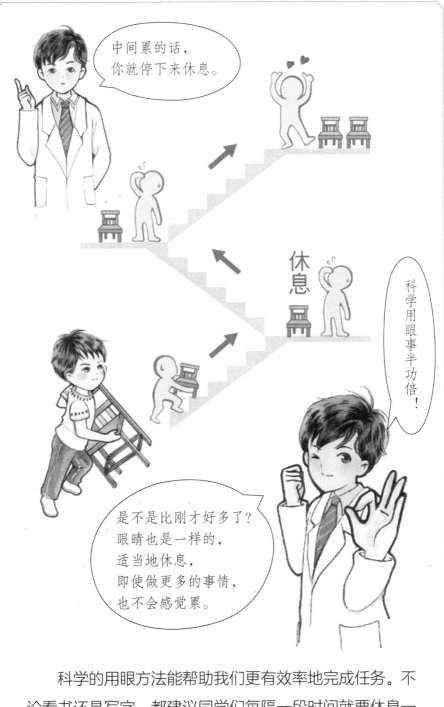

　　科学的用眼方法能帮助我们更有效率地完成任务。不论看书还是写字，都建议同学们每隔一段时间就要休息一会儿，这样能更好地保护我们的眼睛。

六 保持正确的读写姿势

同学们，想要保护好自己的眼睛，一定要注意我们平时看书、写字的姿势。

 桌椅要合适

桌椅的高低要适合我们的身材，如果高低不合适，我们的眼睛过于靠近书本，会增加眼睛调节的负担。

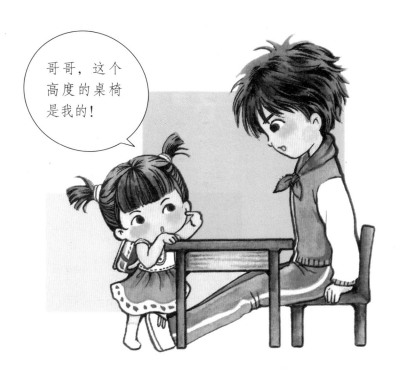

中小学生课桌椅尺寸表

身高 / 厘米	桌高 / 厘米	椅高 / 厘米
≤ 119	49	27
113~127	52	29
120~134	55	30
128~142	58	32
135~149	61	34
143~157	64	36
150~164	67	38
158~172	70	40
165~179	73	42
173~187	76	44
≥ 180	79	46

这个桌椅尺寸是我们国家制定的标准（GB/T3976-2014），同学们可以参考这个标准来调节自己桌椅的高度。

正确的看书姿势应该是这样的：身直、头正、肩要平，眼离书本一尺远。一尺相当于 33 厘米的距离。

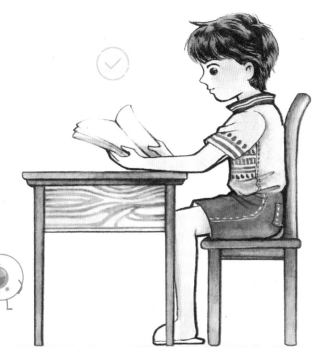

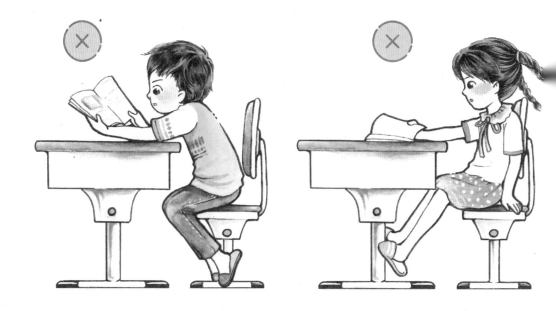

写字的正确姿势

写字的姿势要求就更高了，除了身体坐正、书本放平外，还要注意"三个一"：眼离书本一尺远、手离笔端一寸远、胸离桌子一拳远。

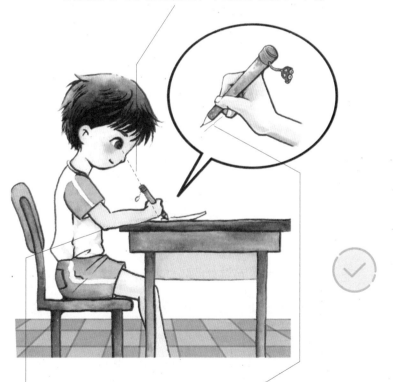

一尺（约33厘米）

举起左手，手指自然伸直，用指尖触摸自己的左耳尖，然后略微低头，此时眼睛距书本的距离约为一尺。

一拳（6~7厘米）

握紧左拳，拳心向下，放在桌边和前胸的中间就差不多了。

一寸（约3.3厘米）

相当于同学们3个手指并拢那么宽。

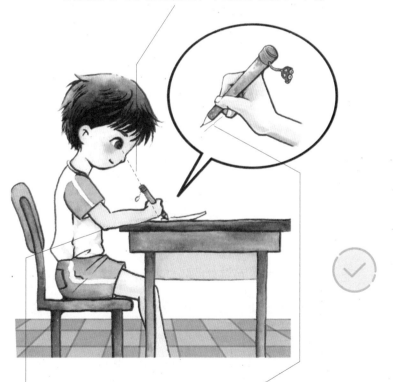

七 合理使用电子产品

使用电子产品过多是诱发近视的原因之一，那么同学们在日常学习和生活中要如何科学合理地使用电子产品呢？

不玩电子游戏

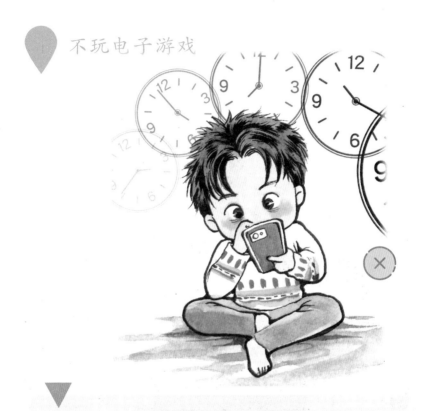

电子游戏具有"专注力强、成瘾性高"的特点，眼睛长时间盯着电子屏幕，眨眼次数明显减少，眼睛的睫状肌处于长期紧张的状态，极易导致眼睛疲劳，诱发近视。所以同学们，为了我们的眼睛，一定不能沉迷于电子游戏噢！

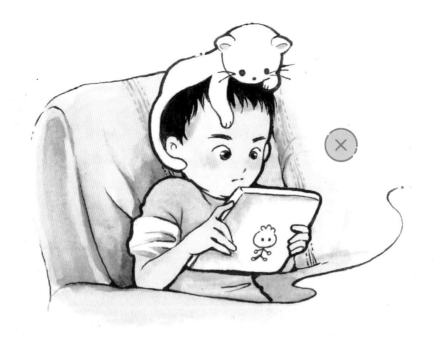

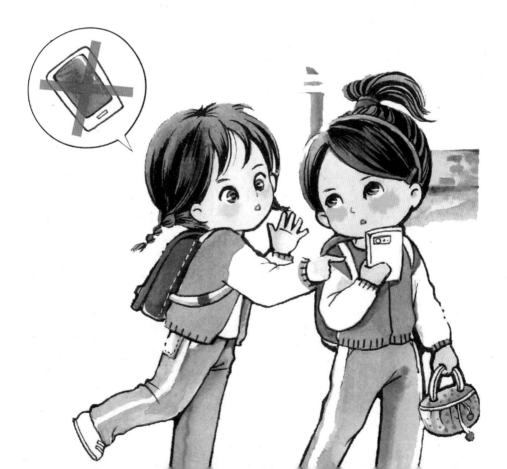

合理使用电脑

如果是出于学习的需要一定要使用电脑，那就得注意使用的方法要科学、合理。首先，眼睛不能离屏幕太近，要保持 50 厘米以上的距离；其次，要严格控制时间，每学习 30~40 分钟就要离开电脑，让眼睛休息或远眺 10 分钟，每天使用电脑的总时间最好不要超过 1 个小时。

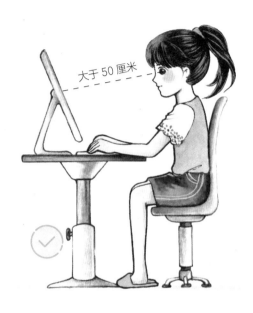

大于 50 厘米

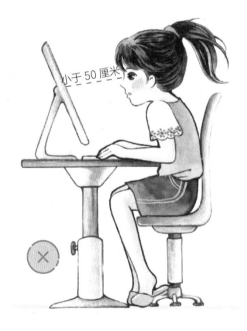

小于 50 厘米

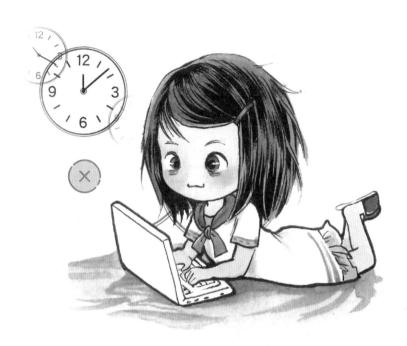

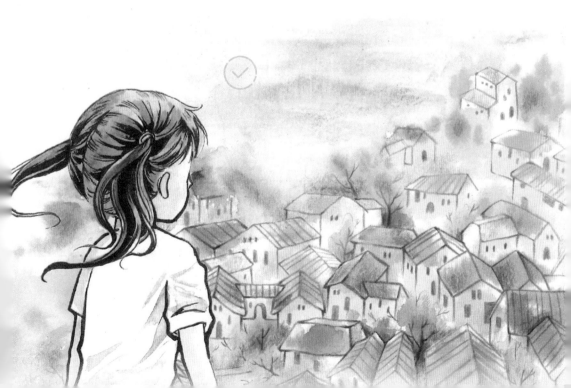

适当看电视

适当看电视也是可以的，但同样要控制时间，每看 30 分钟后，就要闭眼休息或远眺 10 分钟。看电视时，屏幕中央高度应与双眼齐平，双眼与电视屏幕中央的距离是电视机屏幕对角线长度的 6~8 倍；而且要注意看电视的坐姿，应端坐于电视前方，不能躺卧、趴着或盘腿坐。

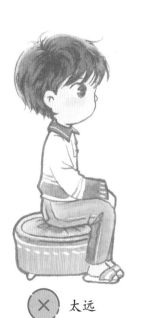

✕ 太远

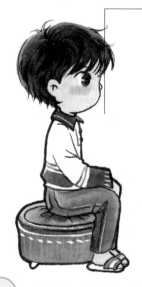

✓ 端坐在屏幕的正前方，双眼应与屏幕中央水平

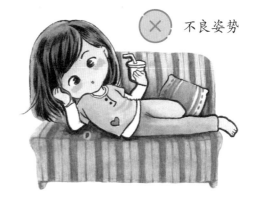

不良姿势

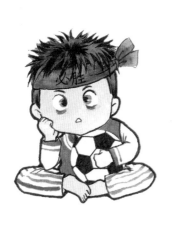

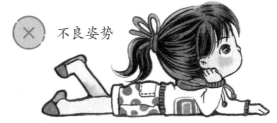

不良姿势

不良姿势

视机屏幕对角线长度的 6~8 倍

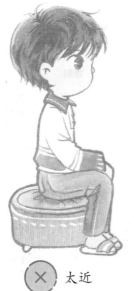

 太近

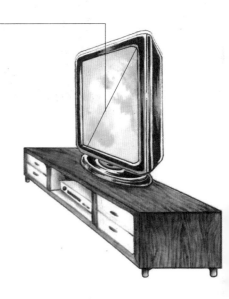

八 保证充足的睡眠

　　科学家们研究发现，近视与睡眠不足也有很大关系。眼睛实质上是大脑组织的延伸部分，如果大脑得不到充分的休息就会影响眼睛的健康。

　　所以预防近视很关键的一点就是要作息规律，保证充足的睡眠。我们国家规定，小学生每天的睡眠时间不能少于10个小时，中学生每天的睡眠时间不能少于9个小时。

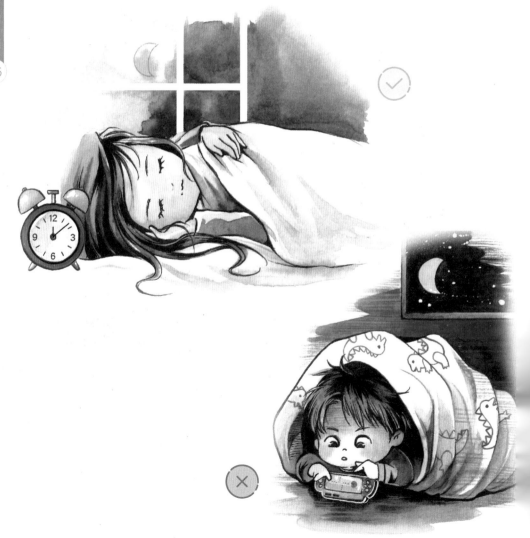

〔九〕 给眼睛补充营养

科学的饮食有利于眼睛的发育，我们从小就要培养不偏食、不挑食的好习惯。食谱要粗细搭配、营养均衡，要多吃一些有助于改善视力的食物，比如鱼类、水果、绿色蔬菜、牛奶、鸡蛋、豆类、全谷类等。

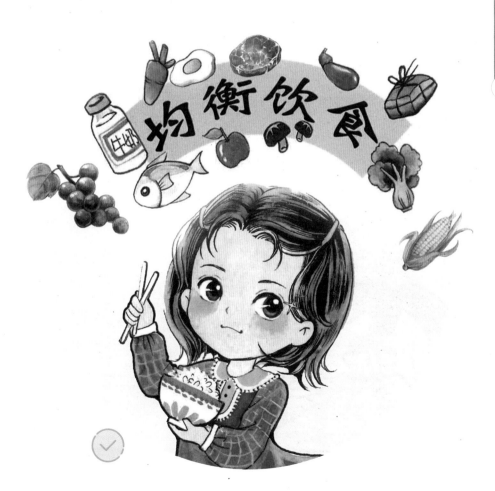

均衡饮食

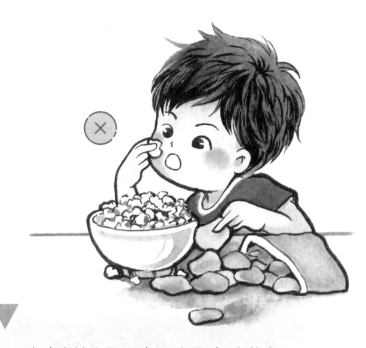

少吃高糖食品、深加工食品，如冰激凌、糖果、方便面、油炸食品等。养成少喝饮料，多喝白开水的习惯。

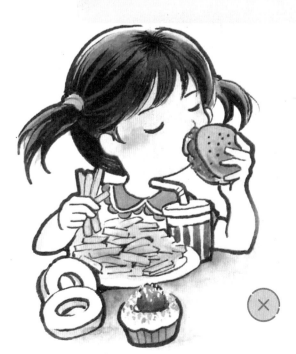

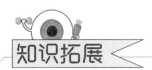

哪些食物的营养成分对眼睛有益

　　动物瘦肉、内脏，以及鱼、虾、奶、蛋类蛋白和黄、绿、紫3种颜色的蔬菜、水果都含有对眼睛有益的营养成分。肉、蛋、奶类含有丰富的蛋白质和B族维生素，蛋白质可以不断补充眼内透明组织以及视网膜细胞的消耗，B族维生素可以营养视神经并保护眼睛的角膜。

　　动物肝脏富含维生素A，维生素A又称视黄醇，它与人的视力关系密切，它构成了视觉细胞最重要的感光物质，是眼睛必不可少的营养素。

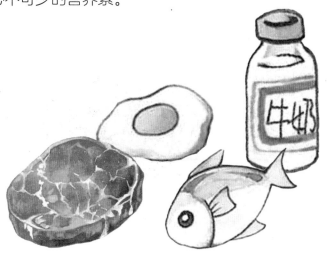

黄色食物如玉米、胡萝卜、南瓜、西红柿等，往往含有丰富的 β－胡萝卜素或者类胡萝卜素，β－胡萝卜素进入人体后大部分转变为维生素 A。

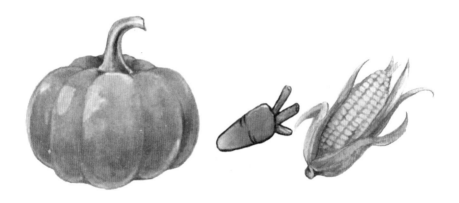

绿色食物以绿叶蔬菜类为主，富含叶黄素以及钾、钙、镁等矿物质。

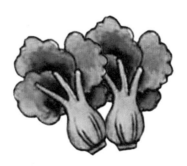

叶黄素又称类胡萝卜素，是构成视网膜核心黄斑区域的主要色素，人眼缺乏叶黄素会引起视物模糊视力下降。矿物质则有利于眼球肌肉的调节和恢复，能够增强眼球壁的弹性。

紫色的食物如蓝莓、紫甘蓝、茄子、桑葚、紫薯、紫葡萄等富含花青素为主的抗氧化物，可以延缓眼球生理性衰老，增加视神经的营养能力。

总之，要让眼睛吸收更多、更好的营养，就要做到不挑食，广泛摄入对人体有益的各种食物。

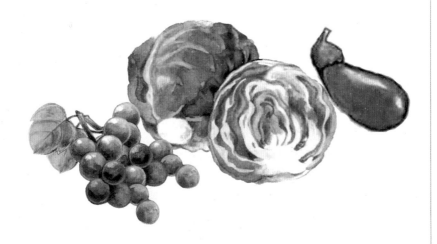

古代人为什么少近视

请问各位古人，为什么你们很少近视呢？

我们努力种地，没时间读书呢！

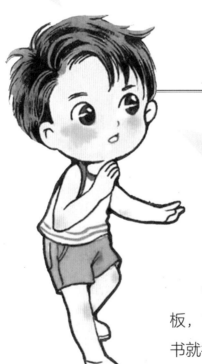

如果不小心近视了，你们会怎么办？

我们不用看黑板，能看清面前的书就行了。

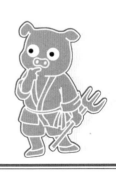

我们没有手机、电视，也没有电子游戏玩啊！

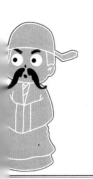

我们早睡早起，都在自然光下看东西呢！

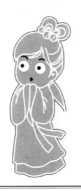

我们写毛笔字，眼睛离书本不会太近！

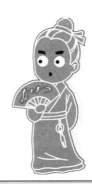

家里不好玩，我跟小伙伴们都在屋外玩呢！

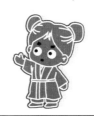

我们骑马不用开车，近视了问题也不大。

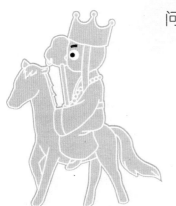

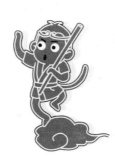

看不清就看不清呗，哈哈！

护眼拍手歌

你拍一，我拍一，保护视力很重要。

你拍二，我拍二，用眼卫生要注意。

你拍三，我拍三，走路坐车不看书。

你拍四，我拍四，读写牢记三个一。

你拍五，我拍五，光线不强也不弱。

你拍六，我拍六，读书时间别太久。

你拍七，我拍七，电子游戏要舍弃。

你拍八，我拍八，视力定期要检查。

你拍九，我拍九，锻炼身体要持久。

你拍十，我拍十，眼保健操要坚持。

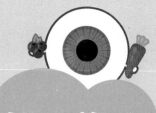

第四单元

及时矫正，控制近视

定期检查视力，建立视力档案

建议同学们每学期都到正规医院给眼睛做检查，并将检查结果记录下来，整理成自己的视力档案。

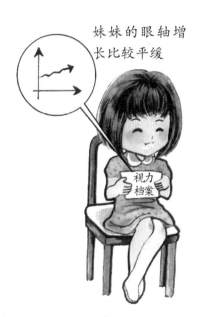

妹妹的眼轴增长比较平缓

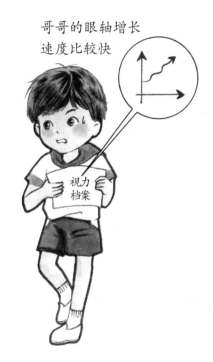

哥哥的眼轴增长速度比较快

通过视力档案，同学们可以更加准确地了解在这段时间内自己视力变化的情况；此外，建立视力档案也有利于医生和家长提前发现近视和近视加重的情况。

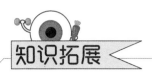

学会自查视力

同学们平时也可以在家粘贴一张"标准对数视力表"来自查视力噢！对自己的视力情况先做一个预判，当发现自己的视力在短时间内下降得很快时，就要及时去医院检查治疗了。

▶ 视力自查的意义

单眼视力若在 1.0 或以上，提示视力正常；若在 1.0 以下，提示视力有缺陷。

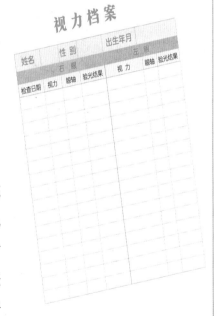

视力档案

▶ 使用视力表的环境要求

使用视力表进行视力测试，要在舒适的自然光或充足的人工光线下进行，避免让光线直射视力表。检查时将视力表放在眼正前方 5 米处。两眼高度与表的 1.0 行高度相同。

▶ 视力表的检查方法

①两眼要分别检查，检查一侧眼睛时，另一只眼睛要遮住。

②自查视力时，被测试的眼睛分辨视力表中的视标"E"开口的方向，并记录对错。

③辨认正确的视标数量要超过该行的一半才可以算是看清这一行。

④记录下能看清的那一行两侧的数字，这就是被测眼睛的视力。

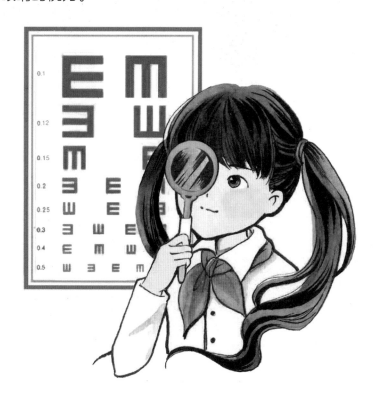

（二）积极治疗假性近视

当同学们出现看远处不清楚的情况时，要尽早到正规医院进行检查。医生会先做散瞳检查来鉴别是真性近视还是假性近视。

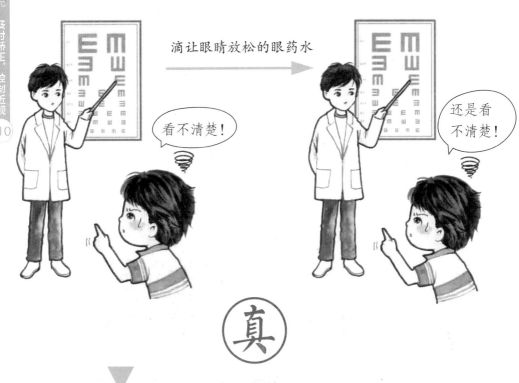

滴让眼睛放松的眼药水

看不清楚！

还是看不清楚！

真

如果经滴让眼睛放松的眼药水后，
眼睛仍看不清楚，近视度数没有降低，
则诊断为真性近视。

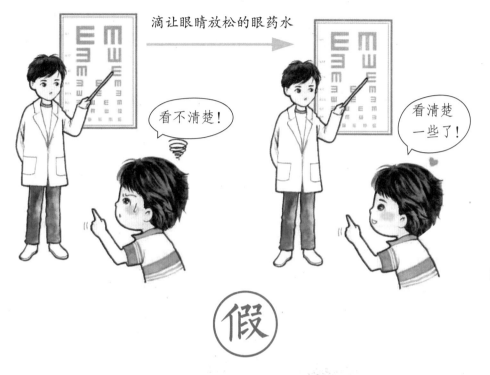

滴过让眼睛放松的眼药水后，眼睛能看清楚一些，近视度数消失，则诊断为假性近视。大多数假性近视治疗后可以恢复正常，但如果假性近视没有及时进行治疗，并纠正错误的用眼习惯，往往会逐渐发展成真性近视。

三 佩戴眼镜矫正视力

一旦经医生确诊为真性近视，就要佩戴眼镜了。佩戴符合近视度数的眼镜，能起到缓解眼部疲劳、矫正视力的作用。所以同学们，为了我们的学习和生活的需要，也为了延缓近视度数加深，即使不美观也要戴上眼镜。

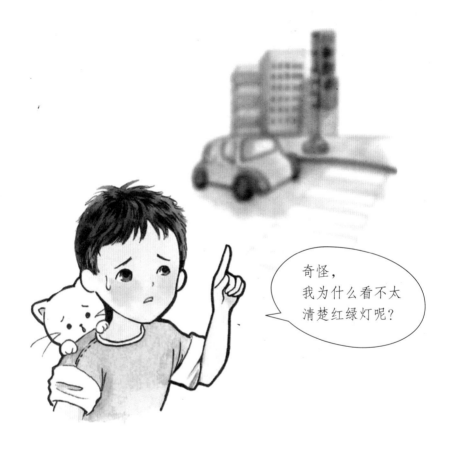

奇怪，我为什么看不太清楚红绿灯呢？

◎近视如果不及时矫正，会对学习和生活带来很多不便呢！

框架眼镜

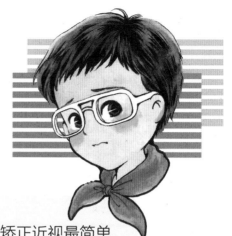

　　框架眼镜是目前矫正近视最简单、安全的工具，同学们佩戴眼镜后，每半年至少要复查一次，及时调整眼镜的度数。此外还有软性接触镜，俗称隐形眼镜，也可用于近视的矫正，但因为镜片会直接接触角膜，所以一定要注意佩戴时的卫生问题，眼部有急性炎症时不能佩戴隐形眼镜。

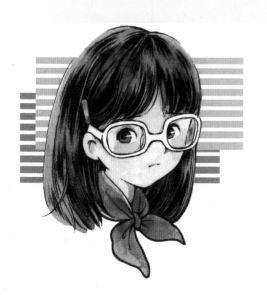

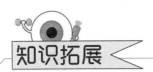

眼镜要定期更换

　　一旦确诊为真性近视，就要佩戴眼镜。佩戴符合屈光度数的眼镜，能获得清晰的视力，缓解眼睛的疲劳。青少年近视的度数常常会发生变化，近视度数增加，佩戴的眼镜也要随之更换，就好比个子长高了，过去的衣服会不合身，就要买新衣服一样。

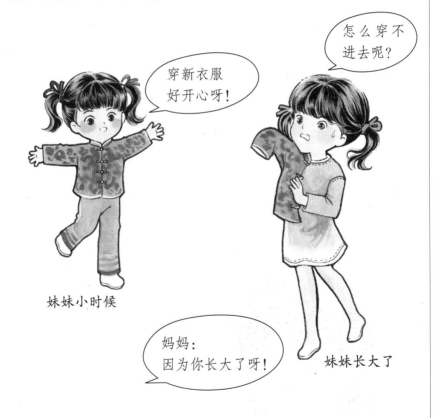

穿新衣服好开心呀!

怎么穿不进去呢?

妹妹小时候

妈妈：
因为你长大了呀!

妹妹长大了

　　佩戴近视眼镜的青少年，至少每隔半年就要进行验光检查。

角膜塑形镜

角膜塑形镜，就是人们常说的 OK 镜，它只需夜间睡眠佩戴，早上起来摘下镜片，就可以拥有白天一整天的清晰视力。同时，还可以延缓眼轴加长，从而延缓近视的发展。这也是眼科专家们认可的方法。

但是因为角膜塑形镜具有一定的适应证，并不是每个人都适合使用，所以必须经医生检查后确认可以使用才能佩戴。而且由于角膜塑形镜的佩戴过程有些复杂，所以我们国家规定，8 周岁以上的少年儿童要在家长监督下才可以佩戴 OK 镜呢！

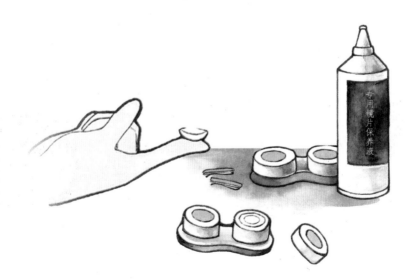

专用镜片保养液

第一天

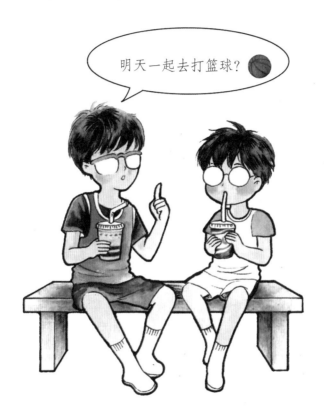

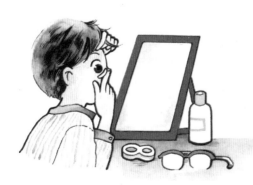

晚上戴上角膜塑形镜后睡觉

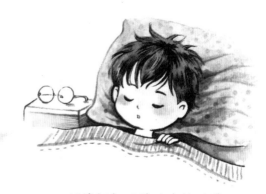

脱掉框架眼镜后直接睡觉

打球时不戴眼镜我也能看得清。

你的眼镜呢？

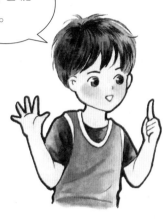

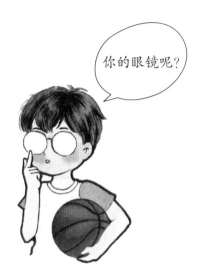

角膜塑形镜只需要夜间睡眠时佩戴，早上起床后就可以摘下镜片。

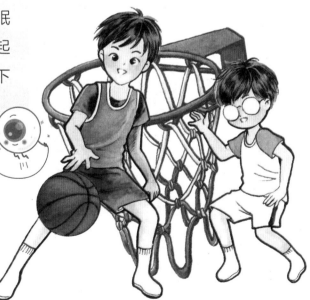

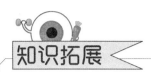
佩戴角膜塑形镜的注意事项

角膜塑形镜也称为 OK 镜，是眼科医生推荐的、控制近视行之有效的方法。佩戴角膜塑形镜要注意以下几个方面。

①因为整晚长时间佩戴，所以要注意镜片的清洁和护理。对镜片的护理和清洁不当，会造成佩戴并发症。

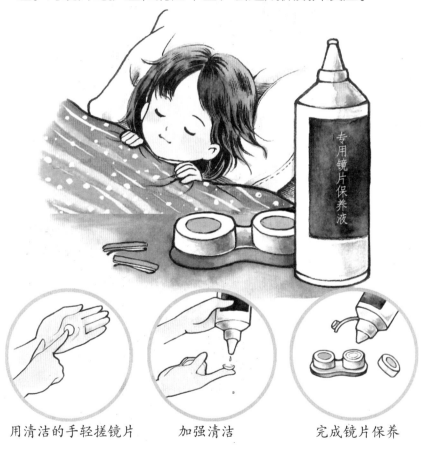

用清洁的手轻搓镜片　　加强清洁　　　完成镜片保养

· 角膜塑形镜片的清洁和护理 ·

②使用角膜塑形镜后，虽然白天视力恢复正常，但近视其实已经存在，仍然要注意科学用眼，增加户外活动时间，否则近视的程度还会加重。

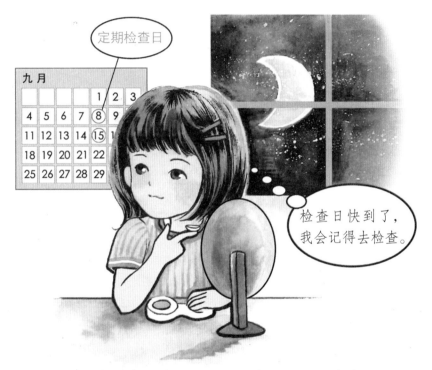

定期检查日

九月

检查日快到了，我会记得去检查。

· 使用角膜塑形镜时要定期检查视力以及镜片 ·

③角膜塑形镜要定期检查视力以及镜片。佩戴的第 2 天、1 周、1 月都要复查。连续复查 3 个月后，如视力稳定，没有特殊情况，可以 3~6 月复查，每 1 年至 1 年半更换镜片。

\四/ 使用缓解近视的眼药水

国外有的国家使用低浓度的阿托品眼药水来延缓儿童近视的发展，但我国目前还没有这类药物上市。阿托品类滴眼液具有一定的副作用，需要在医生的指导下使用，切勿随意滴用。

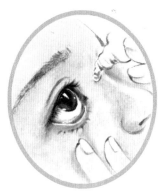

·滴眼药水·

如何给自己滴眼药水

在滴眼药水前需要洗净双手。

①用洗净的手轻轻拉开下眼皮，露出下眼皮和白眼球之间的凹陷。

②眼睛往上看，把药水悬空滴入凹陷中。注意不要把眼药水直接滴在黑眼珠上，否则会刺激眼睛分泌泪水，稀释眼药水并流出眼睛。

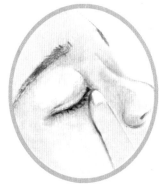

·按压眼角·

③闭上眼睛，用手指按压内眼角2分钟。按压内眼角是为了避免让药水从内眼角处流入鼻子和嘴里。

④用干净的纸巾或纱布擦掉流出的眼泪。

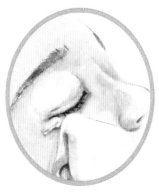

·擦拭泪水·

（五）了解近视的常见误区

误区一 单眼近视不需要戴眼镜

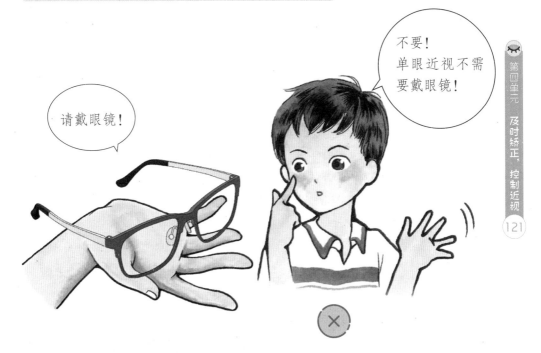

单眼近视的青少年，因为看得清，往往不愿意佩戴眼镜，这种做法对视力危害更大。

如果不及时佩戴眼镜，一方面容易因为双眼的视力不同引起屈光参差，出现易疲劳、头晕等症状影响学习，由于双眼失去协调性，走路骑车容易误判距离，发生危险；其次，视力弱的单眼视力下降会更快。

因此单眼近视的青少年也需要配戴眼镜并定期检查。

误区二　眼镜戴上了就摘不掉了

很多人认为戴上眼镜后，产生了依赖，近视度数就会越来越高，这也是错误的。

事实上，近视时眼球的"形状"发生了改变，这种变化是不可逆的，青少年处于生长发育阶段，如果没能纠正错误的用眼习惯，会导致近视度数更容易持续增长，与是否戴上眼镜无关。眼镜通过光学原理，帮助近视的眼球更好、更轻松地看清楚远处的物体。

如果不及时佩戴眼镜，近视度数只会加深得更快。

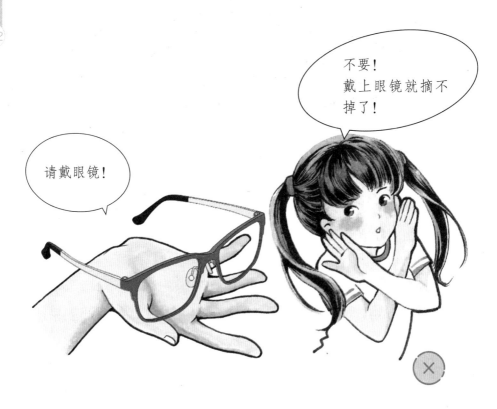

误区三 戴上眼镜眼睛容易变形

常常有人说，戴着眼镜会感觉眼睛凸出来甚至变形了。这同样是错误的观点。

大多数青少年的近视是由于眼轴距离变长导致的。由于眼眶后部是骨骼，高度近视的眼轴增长时，就会往前生长，因此高度近视的人看起来有凸眼的感觉。

另外，近视眼镜是凹透镜，有缩小物像的特性。因此通过近视镜片看到的眼睛会比实际的形状小，当摘下眼镜时，就会感觉眼睛格外"大"和"凸起"。

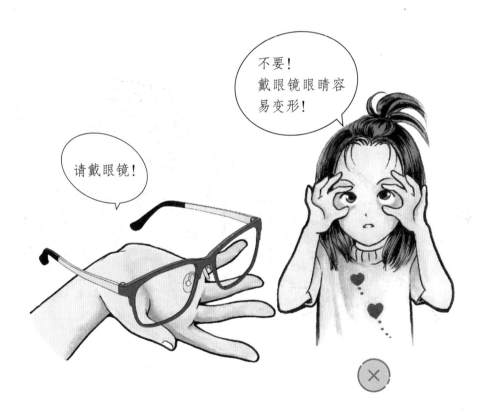

误区四　近视没关系，可以做手术解决

　　近视手术实际是通过手术方式改变眼睛的屈光度，达到不戴眼镜也能看清远处事物的目的，但18岁以下的青少年不宜进行近视手术。此外，手术并不能改变眼轴的长度，如果不注意保护眼睛、防控近视，很可能会导致高度近视，甚至引发其他严重的眼底病变。

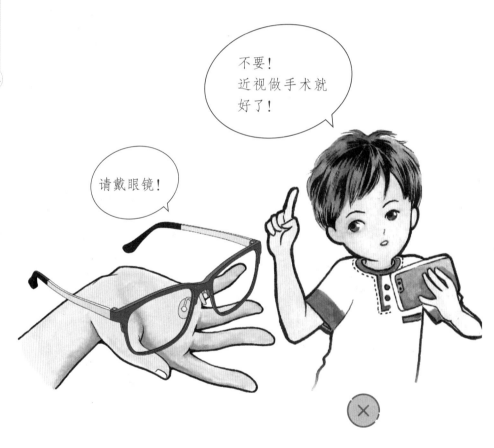

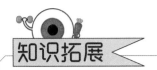

防蓝光辐射

蓝光是什么？光不都是白色的吗？

其实自然界中是没有白色光线的，看上去白色的光线，实际上是由蓝光、绿光和红光混合成的。

在我们的日常生活中，蓝光随处可见，普通蓝光并不会对眼睛造成伤害，只有高能短波蓝光会损伤眼睛的视网膜，严重威胁我们眼睛的健康。

有害的高能短波蓝光主要来源于 LED 液晶屏幕，如手机、平板电脑和普通电脑的屏幕，此外还有部分不合格的 LED 灯。

高能短波蓝光辐射对眼睛的伤害主要表现在：

①损害视网膜：高能短波蓝光具有极高能量，能够穿透晶状体直达视网膜引起感光细胞的损害。

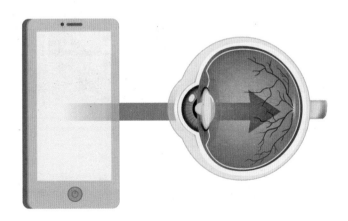

②引起视疲劳：由于蓝光的波长短，聚焦点在视网膜稍前。要想看清楚，眼球会长时间处于紧张状态，引起视疲劳，影响学习效率。

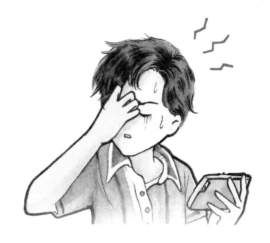

③影响睡眠：高能短波蓝光会影响我们的睡眠，如果在睡前玩手机或者平板电脑，会难于入睡。

因此，防蓝光对眼睛的健康特别重要。

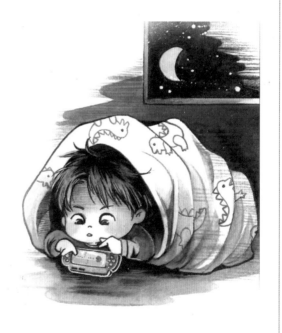

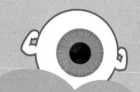

第五单元

大家
一起来做操

一 眼保健操

同学们，眼保健操可是我们国家一直提倡的，对预防近视非常有效的一套眼部周围穴位按摩法噢！

我们先来认识下眼部周围的重要穴位！

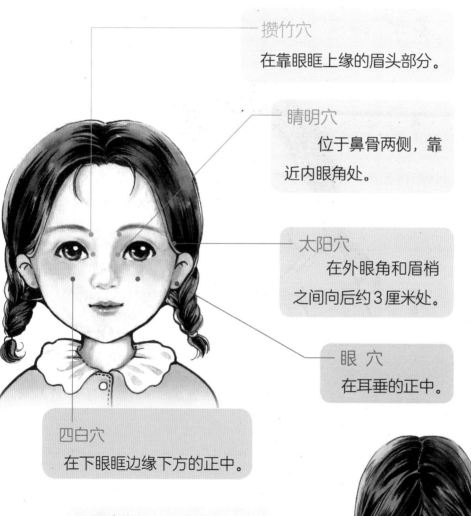

攒竹穴

在靠眼眶上缘的眉头部分。

睛明穴

位于鼻骨两侧，靠近内眼角处。

太阳穴

在外眼角和眉梢之间向后约3厘米处。

眼 穴

在耳垂的正中。

四白穴

在下眼眶边缘下方的正中。

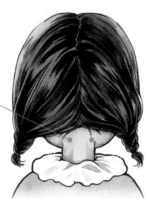

风池穴

在颈后枕骨下，两条大筋外侧的凹陷处。

知道了眼部周围重要的穴位，接下来就要进行眼保健操的正确操作了！

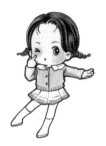

温馨提示

① 操作时手法要缓慢柔和，先轻后重，以有了酸胀感觉为合适。

② 注意个人卫生，手要保持干净，指甲要剪短。

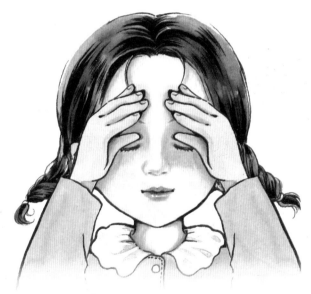

第一节 按揉攒竹穴

用双手拇指螺纹面分别按在两侧攒竹穴上，其余手指自然放松，指尖抵在前额上。随着音乐口令，有节奏地按揉穴位。每拍一圈，做4个八拍。

第二节　按压睛明穴

　　用双手食指螺纹面分别按在两侧睛明穴上，其余手指自然放松、握起呈空心拳状。随着音乐口令，有节奏地上下按压穴位。每拍一次，做4个八拍。

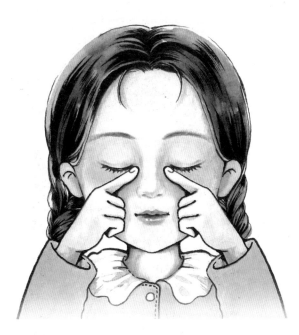

第三节　按揉四白穴

用双手食指的螺纹面分别按在两侧四白穴上，拇指抵在下颌凹陷处，其余手指自然放松，握起呈空心拳状。随着音乐口令，有节奏地按揉穴位。每拍一圈，做4个八拍。

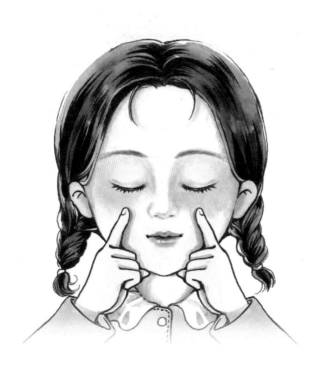

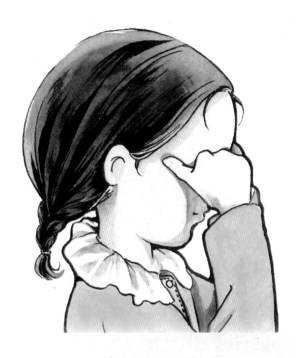

第四节 按揉太阳穴，刮上眼眶

　　用双手拇指的螺纹面分别按在两侧太
阳穴上，其余手指自然放松，弯曲。伴随
音乐口令，先用拇指按揉太阳穴。每拍一
圈，揉四圈。然后拇指不动，用双手食指
的第二个关节内侧，稍加用力从眉头刮至
眉梢。两个节拍刮一次，连刮两次。如此
交替，做4个八拍。

第五节　按揉风池穴

　　用双手食指和中指的螺纹面分别按在两侧穴位上，其余三指自然放松。伴随着音乐口令，有节奏地按揉穴位。每拍一圈，做4个八拍。

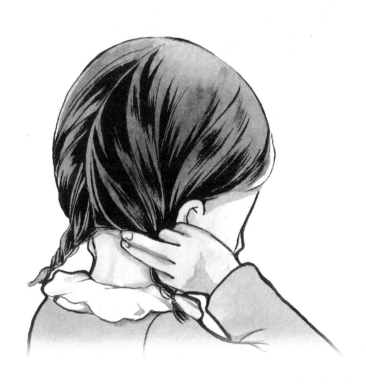

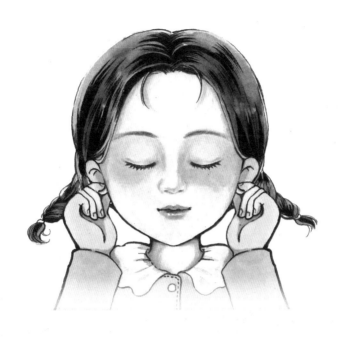

第六节　揉捏耳垂，脚趾抓地

　　用双手拇指和食指的螺纹面捏住耳垂正中的眼穴，其余三指自然并拢弯曲。伴随音乐口令，用拇指和食指有节奏地揉捏耳穴，同时用双脚全部脚趾做抓地运动。每拍一次，做4个八拍。

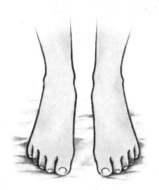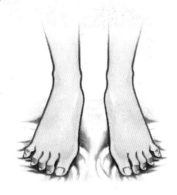

二 动眼操

长时间近距离地用眼，眼睛的肌肉会紧绷，血液循环会变差，眼睛很容易疲劳。想要拥有好视力，经常活动眼球是必不可少的，活动眼球不仅能提高眼睛的活力，还可以放松眼部肌肉、缓解视力疲劳。

下面介绍一些能让眼睛放松的动眼操，大家一起来学习。

1. 双眼转圈操

头部保持不动，双眼球转圈看，顺时针、逆时针交替进行。

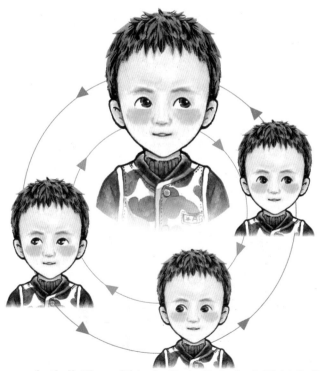

◎每次练习20圈，如果出现疲劳感可暂停练习，每天可练习3~5次。老人及高度近视者不宜做此操。

2. 眼睛写横 "8"

　　头部保持不动，以鼻子为中心，用眼球写一个横的 "8" 字，即双眼球先向右上看，再向右下看；然后转向左上看，再向左下看。

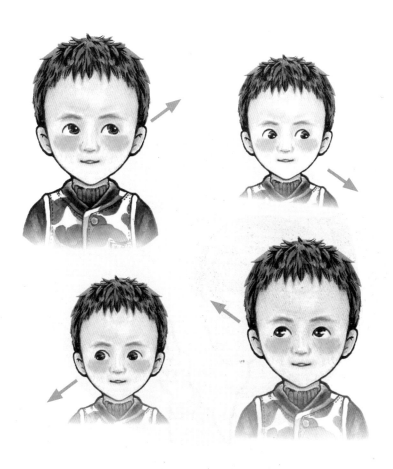

　　◎每次练习 20 圈，如果出现疲劳感可暂停练习，每天可练习 3~5 次。老人及高度近视者不宜做此操。

〔三〕手指操

手指操是以手指为眼前的注视点，让眼睛近看和远看交替训练，使眼内肌和眼外肌联合运动的一种眼保健操，可以有效缓解视疲劳。

1. 无远目标的手指操

伸出右手或左手食指，放在眼前30厘米处，指尖与双眼平高，处于双眼中间位置。将食指从眼前30厘米处逐渐缓慢移向眼前1~2厘米处，然后再逐渐缓慢移回眼前30厘米处。重复操作50次，操作过程中双眼需要一直盯住指尖。

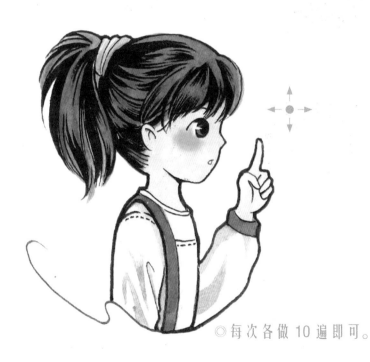

◎每次各做10遍即可。

2.有远目标的手指操

　　伸出右手或左手食指，放在双眼下前方15~25厘米处。然后双眼交替注视眼前的食指和10米远的前方各10秒，重复操作30次。

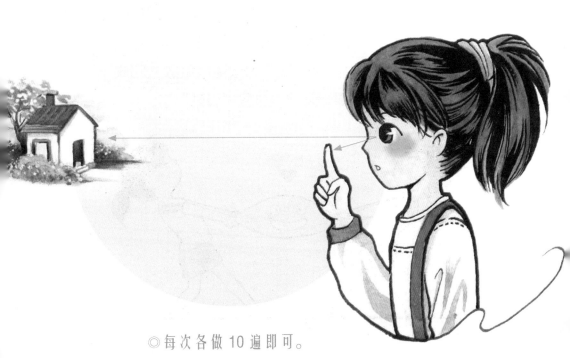

◎每次各做10遍即可。

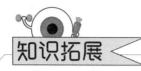
为什么眼部放松
有助于改善视疲劳

我们知道长时间看近处的物体，睫状肌会始终处于紧张的状态，继而会导致痉挛。痉挛的睫状肌就像是被长期过度使用的弹簧一样，弹簧出现"疲劳"，弹性会越来越小。

眼部放松的活动能改善睫状肌痉挛，让睫状肌恢复到更好的状态，从而缓解视疲劳。缓解了视疲劳，视物不清的情况就能得到改善，并使近视不会进一步加深下去。

通过眼部保健操来刺激睫状肌放松和收缩，痉挛的睫状肌又能恢复"弹性"了。

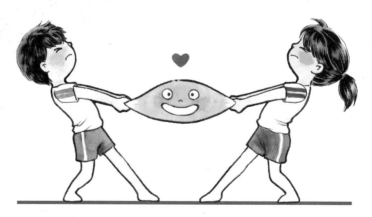

◎ 按摩、放松眼部，让睫状肌的疲劳得以恢复

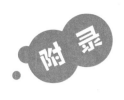

视 力 档 案

姓名		性 别		出生年月	
右 眼				左 眼	
检查日期	视力	眼轴	验光结果	视 力	眼轴	验光结果

图书在版编目（CIP）数据

青少年预防近视护眼手册 / 潘铭东，刘光辉，任秉仪主编.—福州：福建科学技术出版社，2019.9（2022.11重印）

ISBN 978-7-5335-5881-9

Ⅰ.①青… Ⅱ.①潘… ②刘… ③任… Ⅲ.①青少年–近视–预防（卫生）–手册 Ⅳ.①R778.101-62

中国版本图书馆CIP数据核字（2019）第067860号

书　　名	**青少年预防近视护眼手册**	
主　　编	潘铭东　刘光辉　任秉仪	
出版发行	福建科学技术出版社	
社　　址	福州市东水路76号（邮编350001）	
网　　址	www.fjstp.com	
经　　销	福建新华发行（集团）有限责任公司	
印　　刷	福建新华联合印务集团有限公司	
开　　本	700毫米×1000毫米　1 / 16	
印　　张	9	
图　　文	144码	
版　　次	2019年9月第1版	
印　　次	2022年11月第7次印刷	
书　　号	ISBN 978-7-5335-5881-9	
定　　价	29.00元	

书中如有印装质量问题，可直接向本社调换。